CHANGE YOUR SMILE
重 塑 您 的 笑 容

DISCOVER HOW A NEW SMILE CAN TRANSFORM YOUR LIFE
探 索 崭 新 的 笑 容 将 如 何 改 变 我 们 的 生 活

QUINTESSENCE PUBLISHING

Beijing, Berlin, Barcelona, Chicago, Istanbul, London, Milan, Moscow,
New Delhi, Paris, Prague, Sao Paulo, Seoul, Singapore, Tokyo, Warsaw

第4版

CHANGE YOUR SMILE
重塑您的笑容

DISCOVER HOW A NEW SMILE CAN TRANSFORM YOUR LIFE

探索崭新的笑容将如何改变我们的生活

（美）罗纳德 E. 格尔斯坦　　主 编
（Ronald E. Goldstein）

贺　周　主 译

张　勤　副主译

北方联合出版传媒（集团）股份有限公司
辽宁科学技术出版社
沈 阳

图文编辑

陈 静 岑 亮 陈雪峰 丁阿营 丁硕钰 何 超 韩立新 侯 敏 胡友德 李坤峰 刘崇一 林 磊 罗 君 刘 剑 李苏伶

苏豹子 邵奇章 王德兴 王 欢 王聿明 肖步挺 肖承君 徐 牧 徐 琼 杨龙杰 阎 峻 杨宇宝 张 伟 张筱窗 张 煜

图书在版编目（CIP）数据

重塑您的笑容（第4版）/（美）罗纳德 E. 格尔斯坦
（Ronald E. Goldstein）主编；贺周主译. —沈阳：辽宁科学技术出版社，2019.1
ISBN 978-7-5591-0721-3

Ⅰ. ①重… Ⅱ. ①罗… ②贺… Ⅲ. ①口腔疾病—诊疗 Ⅳ. ①R78

中国版本图书馆CIP数据核字（2018）第077395号

出版发行：辽宁科学技术出版社
（地址：沈阳市和平区十一纬路25号 邮编：110003）
印 刷 者：北京利丰雅高长城印刷有限公司
经 销 者：各地新华书店
幅面尺寸：252mm×252mm
印 张：20 $\frac{2}{3}$
字 数：400 千字
出版时间：2019 年 1 月第 1 版
印刷时间：2019 年 1 月第 1 次印刷
责任编辑：陈 刚 苏 阳 殷 欣
封面设计：袁 舒
版式设计：袁 舒
责任校对：李 霞

书 号：ISBN 978-7-5591-0721-3
定 价：198.00 元

投稿热线：024-23280336
邮购热线：024-23280336
E-mail:cyclonechen@126.com
     suyang1217@yeah.net
http://www.lnkj.com.cn

编者名单

RONALD E. GOLDSTEIN, DDS

Clinical Professor of Oral Rehabilitation
School of Dentistry
Medical College of Georgia
Augusta, Georgia

Adjunct Clinical Professor of Prosthodontics
Henry M. Goldman School of Dental Medicine
Boston University
Boston, Massachusetts

Adjunct Professor of Restorative Dentistry
University of Texas Health Science Center
San Antonio, Texas

Louis S. Belinfante, DDS
Private Practice
Oral and Maxillofacial Surgery
Dawsonville, Georgia

Farzad R. Nahai, MD
Assistant Clinical Professor
Plastic and Reconstructive Surgery
Emory University School of Medicine
Atlanta, Georgia

Foad Nahai, MD
Clinical Professor
Plastic Surgery
Emory University School of Medicine
Atlanta, Georgia

译者名单

主　译

贺　周

副主译

张　勤

译　者

贾　岳　吴婷婷　茹　楠　苏　红　王　鹏　王义勇　吴　斌　吴军楼　曾　高

译者前言

亲爱的读者：

大家好！作为主译，我很荣幸能够将《重塑您的笑容》这部经典著作推荐给各位。

为了真实准确地传递英文原著的价值，使更多的读者能够受益，我们尽量使用了通俗易懂的语言来表达严谨的专业知识，其实这并不是一件容易的事情。我们与作者一样，希望这部经典著作能够对有口腔疾病治疗需求的患者以及对美有更高追求的健康人士都有所帮助。

《重塑您的笑容》详尽分析了几乎所有的口腔健康问题对笑容的影响，这些问题在破坏健康的同时，也削弱了我们的美丽和自信；本书不仅是一部塑造完美笑容的医患沟通手册，同时也是众多口腔医师受益匪浅的多学科联合治疗指南。

本书强调了健康是美的基础，持久的美需要基于对健康长久地关注。由于每个人的口腔健康状况以及对美的需求不尽相同，而且随着时间的推移，原本的美丽和健康都在逐渐消退。所以，让更多的人能够客观地、动态地评估自身的口腔健康和美学问题越来越重要。

与此同时，更多微创和效果持久的口腔美学修复技术不断推陈出新。《重塑您的笑容》与时俱进，从第一版到现在的第四版，始终敏锐地捕捉并呈现了这些口腔医学的最新进展。

作者在全方位罗列并分析不同客户需求的基础上，

将医学科技与人文关怀高度结合，使塑造完美笑容成为可能，而塑造完美笑容的最大价值是能够帮助人们赢得自信和从容！

作为口腔医学的专业人士，我们既可以把此书作为专业的参考依据，明确各个口腔医学专业的边界和局限性，又可以帮助患者正确评估笑容相关问题，并在医患之间建立有效的沟通。如果患者能够在实施治疗前掌握问题的本质和治疗的意义，科学地参与治疗方案的制订，并充分了解治疗步骤及相关风险，将对于获取患者的配合及提升治疗的满意度至关重要。这是此书的特殊价值所在。

值得一提的是贯穿全书的多学科联合治疗理念。书中详细呈现了口腔医学各个专科如何协作重塑笑容，并且整合了颜面部整形外科医师甚至美容美发师对美丽笑容的特殊贡献。正是因为这个特殊的理念，我们邀请华景齿科的专科医生团队以及整形外科专家曾高医生参与本书的翻译。我们的思路更加清晰并深信不疑——多学科的合作才可能实现我们共同的理想：完美微笑，完美人生！

贺周医生

2018年6月

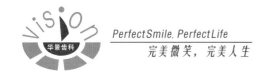
PerfectSmile, PerfectLife
完美微笑，完美人生

华景 ■ 精英汇　职业教育
Elite Dental Academy

致谢

本书为纪念一位全心全意为牙病患者解除病痛的口腔医生而著。他不仅是一位追求卓越的完美主义者，也是患者最大利益的守护者。

他对口腔医学的热爱和对患者的关注促使他以最大的热情帮助人们。他的一生都在激励着那些熟悉他的人，也同样帮助和激励着我。

谨以此书献给我的父亲Irving H. Goldstein医生。

鸣谢

许多专家都为《重塑您的笑容》这本书提供了帮助。我已在前3版对他们中的大部分人表示了感谢,第4版尤其要感谢以下这些人。

首先,我要格外感谢合作者兼好朋友David Garber和Maurice Salama医生,他们在诸多方面予以帮助,比如反复审阅书稿。我十分感谢我的导师Charles Pincus,纪念他为本书提供的帮助和建议。

我要感谢我的儿子Cary、Ken和女儿Cathy Schwartz,皆为牙医的他们为我提供了很多及时的建议,我为他们感到骄傲。同时感谢我的儿子Rick,他是内科医生,让我保持健康的体魄。还要感谢我的助手们,无论何时我有需要,他们都无私地帮助我,他们是Henry Salama、Angie Gribble Hedlund、Brian Beaudreau、Maha El-Sayed和Noell Craig。

还有很多帮助我在此书中呈现美学效果的人,在此不一一列举。此版本特别需要感谢以下颇具才华的牙科技师们,他们是瓷修复技师Pinhas Adar、Christian Coachman、Guilherme Cabral、Chris Delarm和牙科技师Tony Hood,以及和我们长期合作的金属加工技师Mark Hamilton。

具有视觉天赋的杰出编辑Katie Funk大大提升了此新版书。同时需要感谢编辑助理Yhaira Arizaleta Grigsby,她为此书的完成做了大量细节工作。她严谨且强大的任务执行力使本书得以顺利出版。

我还要感谢我诊所的所有员工,特别是这些年一直帮助我的优秀的牙科助理们。感谢诊所经理Gail Cummins,会计Chuck Gugliotta,现任牙科助理Laura McDonald和Angelica Tafur,前任牙科助理Maria Hernandez和Angie Moon。尤其感谢Charlene Bennett。感谢与我合作20多年的同事Candace Paetzhold,他是最好的编辑和校稿专家。我们的护理团队也为我和患者们付出了很多。我尤其感谢Kim Nimmons、Gail Heyman和口腔卫生士Amy Bahry、Akiko Hartman、Janet Kaufman和Cheri Robinette,他们为本书中大部分患者的美学效果的保持做出贡献。

我还要感谢牙科器械同行们,他们是Chris McGarty、Amber Vaughn、Livio Yoshinaga和James Romeo。

交流沟通是《重塑您的笑容》(第4版)的核心部分,因此我要感谢治疗协调员Lisa Bursi、Drue Tovi和Joy Williams,他们将本书的理念传递给患者。在此,需要感谢"核心人物"Victor Ekworomadu,是他让诊所全体员工有序地工作。我为有这样优秀的员工而骄傲。

我还要感谢天才摄影师Sundra Paul和Alberto Oviedo,为此版书籍图片做的工作,尤其感谢巴西的摄影师Dudu Medeiros。

我还要感谢Georgia医学院团队,尤其是为我们慷慨分享病例的Van Haywood,以及院长Connie Drisko,他是一位出色的行政领导兼友人。这些年,我从许多同事那里汲取知识和帮助,或许已无法记清他们的名字,但他们都在我心中,这里一并深表感谢。

我真诚地感谢对面部美学不懈追求的同事们,他们是Louis Belinfante、Foad和Farzad Nahai。还要感谢TheHairStyler.com网站的同事Rhonda Barrymore和Richard Davis,他们展示了如何利用化妆技巧和发型设计获得更美的笑容。

我还要感谢其他许多人,特别是我的家人对我的支持和理解:Amy,Jody和Jill Goldstein;Katie,Jennie和Steve Schwartz;以及我的妻子Judy,是她的洞察力让这本书变得更好。

最重要的是,我要感谢这50多年来患者们的支持,他们乐于分享是此书得以问世的前提。

前言

《重塑您的笑容》已经出版25周年，内容更新了很多。自从1984年我开始写这本书，我们的世界已经发生很多变化，美学牙科治疗也是如此。为了实现美丽笑容的梦想，各种治疗方法层出不穷。新材料和新技术的不断涌现，带来的不仅是微创舒适的治疗体验，还有更好的美学效果。技术的进步可以让您在治疗前就看到未来所能得到的崭新笑容，并且能够预估这种治疗的寿命。技术革新促进了有效的交流，这意味着您可以参与牙医和专家们为您提供的治疗过程，并拥有更多选择。

尽管如此，在我50多年的美学牙科执业生涯中，有一个原则亘古不变——更美的笑容能够显著提升患者的自我形象。他们的感觉会变好而且更爱笑。《重塑您的笑容》（第4版）的目的就是为了让您带着满意的笑容生活。您会因为灿烂的笑容而开心和自信，而这些与年龄、预算和牙齿状况无关。

第1章介绍了笑容分析的步骤，它可以帮您审视为何笑容不够美观。您是反咬合还是深咬合？牙龈健康吗？有牙齿折裂吗？有衰老的迹象吗？或许您会发现笑容的问题与您之前的想法并不相同，或者根本不是笑容的问题。这些都需要在治疗前就判断清楚，因为如果提出错误的要求，治疗结果就无法满意。

本书还加入了一些病例，或许您重塑笑容的诉求和他们相似。通过这些病例您可以了解相关的治疗手段。您将初步了解不同种治疗的优点、不足、花费以及预期的使用年限。您也许不确定什么是瓷贴面或者全冠修复是怎样做的？附录部分包含了诸多这些技术的图片和描述，这些内容将为您答疑解惑。无须多说，相信您一定明白找牙医就诊前，了解不同治疗方法的重要性。事先有所了解将大大增加您获得满意疗效的可能。

这本书可帮助您自我学习，明白自己的诉求，知道如何能实现它，然后与您的牙医更有效地沟通。花时间与牙医进行一次深入的交谈是您的美学诉求完全被理解并得到最好呈现的保证。多年以来，我遇到很多患者希望我重塑他们的笑容，因为他们对别的地方所提供的治疗不满意。大部分的病例在治疗上没有原则性错误，然而不良的医患沟通导致了美学修复的失败。

如果这些病例与您的诉求一致——也就是说，如果您已经接受过改变笑容的治疗，但对结果还是不太满意——您需要再次与您的牙医进行充分的沟通。他会告诉您还能做些什么以便进一步重塑您的笑容或者帮您发现哪些地方是您不满意的根源。第11章展示了能明显改变面部轮廓的方法，如果这些面部问题通过治疗无法改善，建议使用第12章中的一些日常护理技巧。使用护肤品、化妆技巧和设计发型等有助于掩饰这些面部问题。这些技巧对那些已经改变了笑容，仍对外貌美观有进一步要求的朋友同样有用。您无法想象这些微小调整对您的外貌、自信心和人生观的影响有多大。

当写作《重塑您的笑容》（第4版）时，我坚信患者对治疗目标和需求了解得越多，越容易获得满意的治疗效果。阅读本书后，您就会知道在付出时间和金钱之前，如何与牙医进行沟通。我希望本书能成为您和牙医间顺畅交流的工具。毕竟，这是您自己的笑容。

目录 CONTENTS

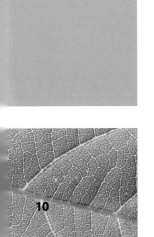
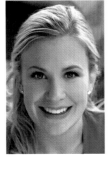
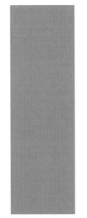
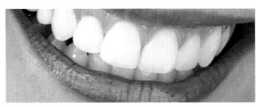
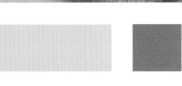
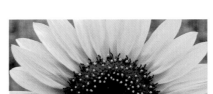

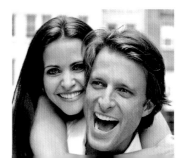

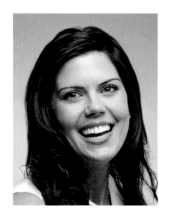
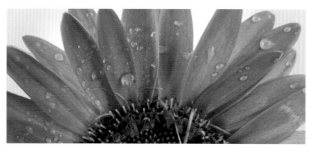

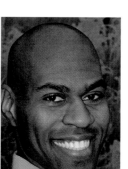
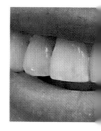

1

FIND OUT ...

为什么需要改变笑容

如何评估您的笑容

获得最佳美齿治疗的关键

审视笑容
Facing It

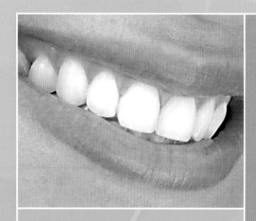

一切从笑容开始

笑容对于您如何看待自己以及给身边的人留下何种印象起到至关重要的作用。调查显示，与其他身体特征（眼睛、头发或身材）相比，笑容能够对他人产生最强大的吸引力，无论是男性还是女性。富有魅力的笑容将为您打开通往幸福的大门，并帮助您突破重重障碍，最终实现更加充实、更加丰富的人生。相反，如果您对自己的笑容不满意，就可能妨碍您勇敢地体验人生，并错失很多机会。

您是否期待新的笑容？也许您曾经思考过更整齐的牙齿可能让您在职场上更加自信，还可能设想过更白的牙齿、更明亮的笑容有助于拓展狭小的社交圈。

如果您对自己的笑容不太满意，也许现在迎接改变正是时机！

准备好
改变了吗?

如果您对自己的外貌不太满意，说明您已经意识到重塑笑容的必要性。很多人错误地将所有的面部缺陷都归因于笑容出了问题，而事实并非如此。如果是这种情况，采用非牙科治疗的手段，比如美容整形或口腔外科手术，或者仅仅更换发型或采纳最新的化妆技巧，就可能更加有效地改善个人形象（见第11章和第12章），请填写本页的问卷来看看通过重塑笑容是否会提升您的个人形象。

您是否有必要重塑笑容?

是　否

□　□　1. 您微笑的时候是否自信?

□　□　2. 您微笑的时候是否有捂嘴的情况?

□　□　3. 您拍照时是否侧脸形象更好看?

□　□　4. 您是否觉得别人的笑容比您的更好看?

□　□　5. 您是否希望自己的笑容能像杂志上的模特一样?

□　□　6. 您对着镜子微笑时是否觉得牙齿或牙龈有缺陷?

□　□　7. 您是否希望牙齿能够更白一些?

□　□　8. 您是否对自己牙龈的形态满意?

□　□　9. 您是否觉得微笑时牙齿露出太多或者太少?

□　□　10. 您是否觉得微笑时牙龈露出太多或者太少?

□　□　11. 您的牙齿是否太长或者太短?

□　□　12. 您的牙齿是否太宽或者太窄?

□　□　13. 您的牙齿是否太方或者太圆?

□　□　14. 您是否喜欢自己牙齿目前的塑形方式?

如果除了1题、8题和14题之外，您都选择的是"否"，说明您对笑容满意。否则，请继续阅读本书。

专家建议 留意笑容的每个角度！

请记住，人们并非总是与您正面对视。有些面部缺陷从某个角度看起来无关紧要，然而从另一个角度观察也许就十分明显。当您分析自己的笑容时，要考虑人们经常从哪些角度与您对视。比如，如果您个子矮，人们就会经常从上往下俯视您。因此，在这种情况下您需要特别关注下牙，尤其是下牙的切端。

不要忽视细节！ » 与大多数人一样，您可能注意不到口腔的后部有什么异常，但是旁人每天都会在您说话或者大笑的时候观察到这些问题。比如下图这位女士，微笑时会露出较多的牙齿。因此，在评估笑容时，口腔内每一个显露的部位都非常重要，而不仅仅是最明显的部位（请注意此处标出牙齿的名称将在整本书中用到）。

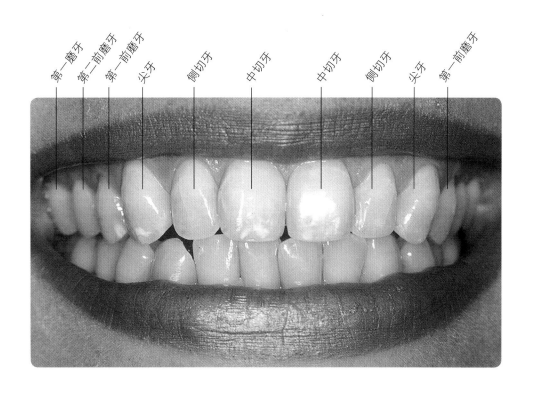

第一磨牙　第一前磨牙　第一前磨牙　尖牙　侧切牙　中切牙　中切牙　侧切牙　尖牙　第一前磨牙

您应该了解哪些知识

笑容如何变得美丽？

如果您对自己的笑容不太满意，或者您有兴趣了解改善笑容都有哪些可能性，请完成下一页的测试。测试的目的可以让您意识到笑容不仅仅与前面露出的4~6颗牙齿有关，还与您说话或者微笑时最大限度地张嘴所显露的所有牙齿和牙龈有关。全面了解这些美丽笑容的组成要素是非常重要的，这样您就可以与牙医更有针对性地探讨问题，并能制订出更加符合您长远目标的治疗计划。

笑容分析 SMILE ANALYSIS

是　否　牙齿

☐　☐　1.　在上下牙齿分开时的微笑状态，您的牙齿边缘能否露出来？
☐　☐　2.　您的中切牙长度是否与其他前牙比例协调？
☐　☐　3.　您的中切牙宽度是否与其他前牙比例协调？
☐　☐　4.　您的前牙之间是否有间隙？
☐　☐　5.　您的前牙是否向外突出？
☐　☐　6.　您的前牙是否拥挤或者相互重叠？
☐　☐　7.　当您大笑时所有露出的牙齿是否颜色深浅一致？
☐　☐　8.　如果您的前牙修补过，补牙材料的颜色是否与牙齿的天然颜色匹配？
☐　☐　9.　您是否有个别前牙的颜色比其他牙齿颜色暗一些？
☐　☐　10.　您的6颗下前牙是否排列整齐并且高度一致？
☐　☐　11.　您的后牙是否有难看的补牙材料导致牙齿的着色和变色问题？
☐　☐　12.　您口内的修复体（包括补牙树脂、瓷贴面和全冠）看上去是否自然？
☐　☐　13.　您的牙齿是否有明显的裂纹、缺角或者折断？
☐　☐　14.　您是否有未修复的缺失牙齿？

牙龈

☐　☐　15.　当您大笑时，牙龈是否会显露出来？
☐　☐　16.　您的牙龈是否有红肿的现象？
☐　☐　17.　您的牙龈在牙颈部是否有萎缩的现象？
☐　☐　18.　您的每颗牙齿对应的牙龈边缘是否都呈现半月形？

呼吸

☐　☐　19.　您是否有龋齿和牙周疾病所引起的口腔异味？

面部

☐　☐　20.　您的脸颊和嘴唇是否有明显的塌陷？
☐　☐　21.　您的牙齿中线与面部中线是否重合？
☐　☐　22.　您的牙齿形状是否与脸型协调？
☐　☐　23.　您的牙齿外形是否与您本人的阳刚或阴柔气质相匹配？

1

您的笑容显示了哪些问题？

如果您决定接受牙齿的美学修复，就应该有针对性地了解具体的问题。找个光线良好的地方，对着镜子观察自己的面部，然后填写笑容分析表。接下来，您将找到每一个笑容相关问题的答案。

牙齿 Teeth

1 在上下牙齿分开时的微笑状态，您的牙齿边缘能否露出来？
如果您回答否……

当您微笑和说话时，前牙的边缘应该显露出来。如果上牙磨损太严重或者唇线位置过低（见本章后面"关于嘴唇"的部分），那您看上去好像没有牙齿（见第8章和第9章）。

这是一位38岁的女经理，自觉唇线位置低，这让她看上去似乎没有牙齿。正畸治疗调整了她的咬合关系，为延长前牙创造了条件，正畸结束后她的上前牙进行了全瓷冠修复。

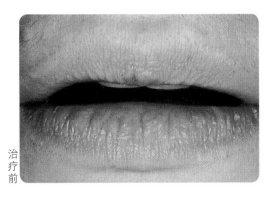

治疗前

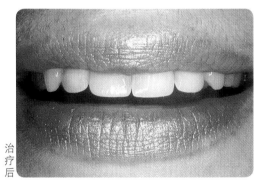

治疗后

2 您的中切牙长度是否与其他前牙比例协调?
如果您回答否……

笑线是指连接上牙切端边缘的虚拟线。最显年轻、最具魅力的笑线是上牙列的中切牙比侧切牙边缘稍长一点,尖牙和中切牙长度相似。如果这些牙齿长度完全相等(也称笑线过平)或者中切牙比侧切牙和尖牙短(也称反向笑线),那么您的笑容就会显得苍老。如果侧切牙过短或者中切牙过长,出现笑线过陡,就会产生"兔牙"的效果(见第8章和第9章)。

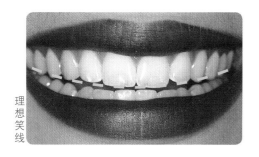

理想笑线

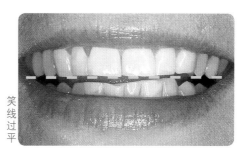

笑线过平

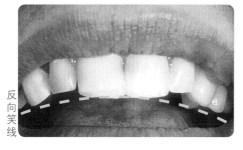

反向笑线

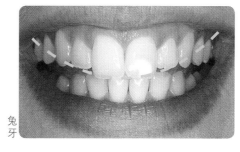

兔牙

3 您的中切牙宽度是否与其他前牙比例协调?
如果您回答否……

中切牙过宽或者侧切牙过窄会让您的脸看起来较胖。前牙过窄会让您的脸型看起来太长(见第7章)。

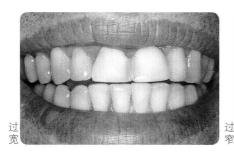

过宽

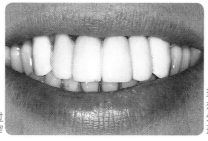

过窄

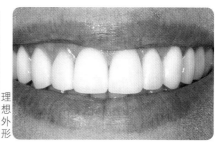

理想外形

1

4 | 您的前牙之间是否有间隙？
如果您回答是……

如果上前牙有间隙，尤其间隙是位于两颗中切牙之间，将破坏笑容的感染力（见第5章）。

这是一位年轻的女性，她经常将舌头顶在上牙缝隙后面，来掩饰牙齿缝隙。经过18个月的陶瓷托槽正畸治疗，她得到了梦寐以求的笑容。

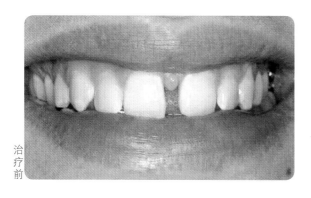
治疗前

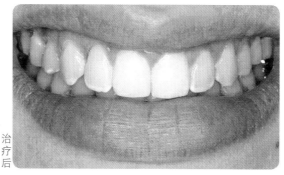
治疗后

5 | 您的前牙是否向外突出？
如果您回答是……

前突的牙齿不仅让您的笑容不好看，还会导致面部畸形（见第8章）。

这位患者的牙齿出现松动、变色、缝隙以及前突问题，而前突很严重以至于她无法自然闭唇。治疗方法包括：膜龈手术、陶瓷托槽正畸治疗和全瓷固定桥修复。不到2年的时间，患者容貌得到极大改善。治疗结束后她一直保持快乐的笑容（10年之后固定桥仍保持完好）。

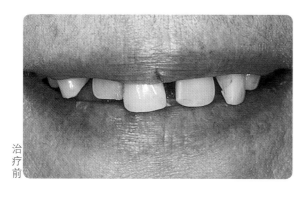
治疗前

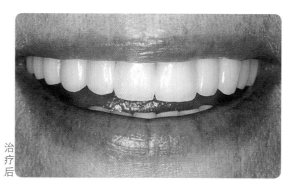
治疗后

6 您的前牙是否拥挤或者相互重叠？
如果您回答是……

拥挤或重叠的牙齿影响笑容的美观。同时，不整齐的牙齿很难清洁干净，增加牙龈炎、牙齿变色甚至牙齿缺失的风险（见第7章）。

这位女性因为牙列拥挤，牙齿变色和不美观的全冠修复体而羞于微笑。排齐牙齿、种植牙和全冠修复为她重新塑造了持久的笑容。

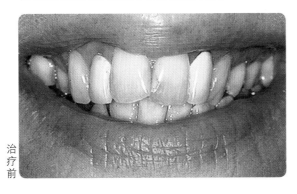
治疗前

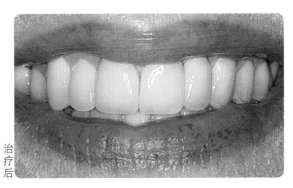
治疗后

7 当您大笑时所有露出的牙齿是否颜色深浅一致？
如果您回答否……

牙齿若有多种颜色或者着色将会影响您的笑容，并且让您看上去显得苍老（见第2章和第9章）。

这是一位20岁的女学生，她准备参加所在州的美国小姐选美比赛，她希望改善牙齿的颜色。通过系统的漂白治疗和前牙区小范围的正畸治疗，她的笑容在短短2个月内就得到了改善。

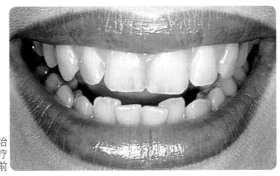
治疗前

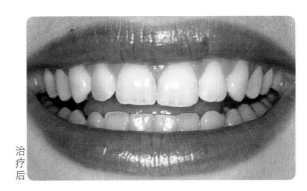
治疗后

1

8 如果您的前牙修补过，补牙材料的颜色是否与牙齿的天然颜色匹配？
如果您回答否……

采用牙色材料对缺损牙齿进行修补的最初时期，补牙材料的颜色可以与牙齿的颜色完美匹配，然而其美观程度在几年后可能会逐步下降。食物、香烟、咖啡和茶都能使补牙材料着色（见第2章和第3章）。

这是一位41岁的女性，她对前牙区的补牙材料很快变色不太满意。解决办法是对上下颌共12颗前牙的牙面进行美学树脂修复。牙医不仅在需要大面积树脂充填修补的牙面上采用了覆盖整个牙面的树脂贴面，还对这些牙齿进行了美学形态调整，以便塑造更有魅力的笑容。

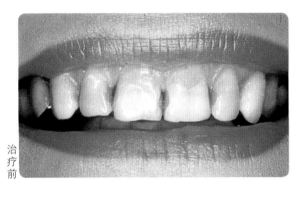
治疗前

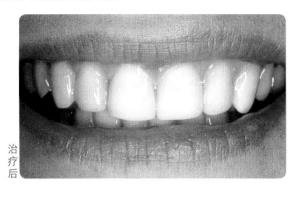
治疗后

9 您是否有个别前牙的颜色比其他牙齿颜色暗一些？
如果您回答是……

如果个别前牙的颜色比其他牙齿颜色深，意味着这颗牙齿的神经可能受损或者已经坏死。在这种情况下，需要先做牙髓或者根管治疗来保留牙齿，再做美白治疗（见第2章）。

这是一位16岁的学生，其前牙受过伤，变色的牙齿经过根管治疗后再进行内外漂白，最终恢复了正常色泽。

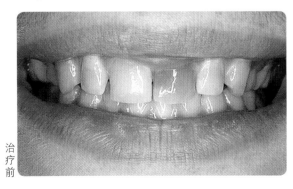
治疗前

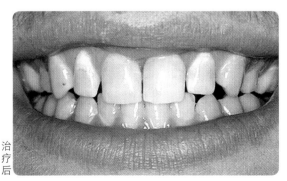
治疗后

10 您的6颗下前牙是否排列整齐并且高度一致？
如果您回答否……

下牙高度不一或者伴有牙列拥挤，在您说话或微笑的时候会特别明显（见第7章）。

下前牙明显拥挤、不平整的问题破坏了这位42岁的商务人士的笑容。经过一次性就诊，实施了美学形态调整，这些牙齿看起来整齐多了。

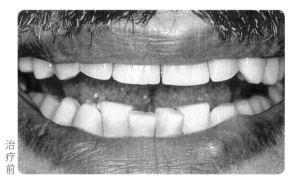
治疗前

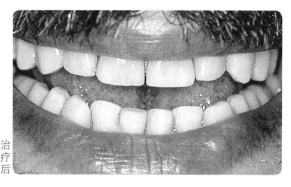
治疗后

11 您的后牙是否有难看的补牙材料导致牙齿的着色和变色问题？
如果您回答是……

后牙往往能在大笑的时候显露出来。原本迷人的笑容往往被后牙区深色的、有缺陷的补牙材料所破坏。而且，牙齿颜色异常可能意味着龋坏以及陈旧的银汞充填材料发生渗漏，需要对牙齿重新进行充填（见第3章）。

这位女性对后牙颜色的变化不满意，而这种变化是由于银汞补牙材料过于陈旧，其边缘发生渗漏导致牙本质染色所导致。牙医使用美学复合树脂替换了银汞补牙材料，从而遮盖了着色的牙体组织。尽管如此，如果之前尽早对银汞材料进行更换，牙齿颜色原本可以更明亮一些。

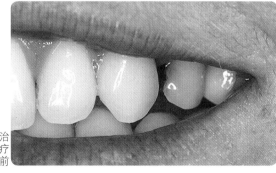
治疗前

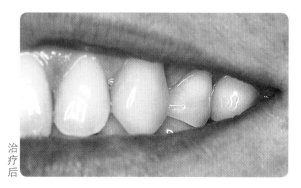
治疗后

1

12 |
如果您回答否……

人们都希望口内的修复体看上去自然逼真。这不仅需要专业的技术，更需要牙医和牙科技师有较高的艺术品位。您是个完美主义者吗？从1到10给您自己打个分。如果分数是5，那么一般的牙医和技师就能够满足您的需要；如果分数是9或10，那就需要您的牙医与一流的或者"大师级"的陶瓷专业技师进行合作了（见附录）。

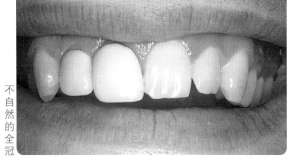

不自然的全冠

这位患者微笑时牙齿不自然的问题体现在右上两颗前牙的全冠边缘出现黑线。此外，全冠的外形和邻牙也不协调。全冠表面的瓷材不是很通透以至于在颜色和质感上都无法与邻牙相匹配。

13 | 您的牙齿是否有明显的裂纹、缺口或者折断？
如果您回答是……

牙齿的裂纹、缺损或者折断也会影响笑容。裂纹处很容易着色，这让裂纹看上去更明显（见第4章）。

这位年轻人踢球时折断了左上中切牙。无须麻醉，使用复合树脂对折断牙进行无痛修复，仅一次就诊即完成了治疗。

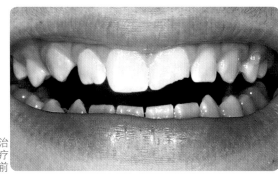

治疗前

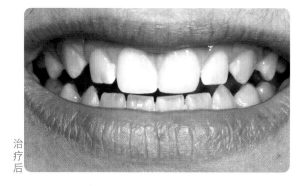

治疗后

14 | 您是否有未修复的缺失牙齿？
如果您回答是……

缺牙导致的黑洞对笑容的破坏作用很大。尽管有可能缺失的是后牙，在微笑时并不明显，但后牙缺失会导致邻牙移位，最终使前牙出现缝隙（见第6章）。

这是一位57岁的艺术家，他意识到牙齿缺失造成笑容不美观。通过全瓷冠和固定桥修复，不仅修复了缺失牙，还改善了邻牙的颜色和外形，很大程度美化了笑容。

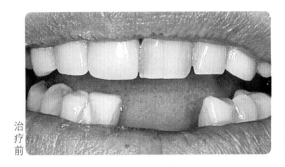
治疗前

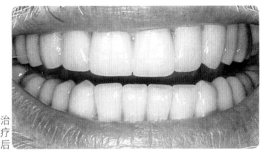
治疗后

牙龈 Gums

15 | 当您大笑时，牙龈是否会显露出来？
如果您回答是……

大笑时露出牙龈被定义为高唇线（见本章后面"关于嘴唇"），而且只要牙龈看起来是健康的，暴露少量牙龈会显得性感而有魅力。然而，过多地暴露牙龈却会让笑容很难看（见第10章）。

这是一位20岁的选美小姐，她被露龈笑困扰了很长一段时间。经过牙龈美学手术，牙齿看起来好像伸长了，而且当她微笑的时候牙龈暴露减少，这让她更加自信。

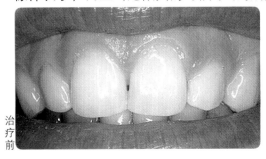
治疗前

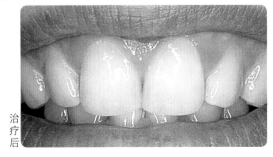
治疗后

1

16 | 您的牙龈是否有红肿的现象？
如果您回答是……

　　牙龈应该呈现粉色而且边缘清晰，不红也不肿。暗红色的牙龈往往表明有牙周疾病、过敏反应或者边缘不密合的修复体刺激导致的炎症（见第10章）。

　　不合适的全冠和瓷贴面导致这位漂亮的女性患者牙龈发炎。通过牙龈手术和正畸治疗，重新制作全冠和瓷贴面，不仅让她摆脱了牙龈炎，而且使她的笑容与面部其他部位所呈现的美感相互匹配。

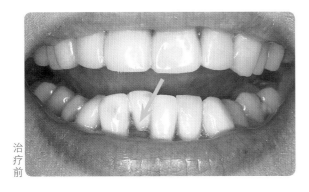

治疗前

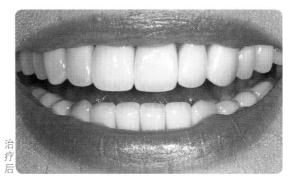

治疗后

17 | 您的牙龈在牙颈部是否有萎缩的现象？
如果您回答是……

　　如果您的牙龈正在萎缩或与牙齿分离，不要忽视！这样的问题会越来越严重，牙根将逐渐暴露，随后快速遭到腐蚀，产生更大损伤。通常来讲，错误的刷牙习惯是这一问题的罪魁祸首（见第10章）。

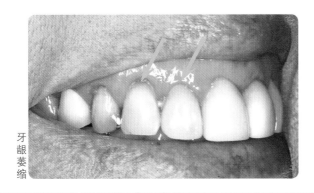

牙龈萎缩

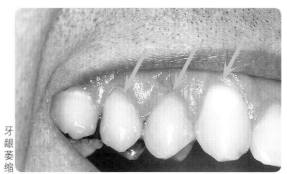

牙龈萎缩

18 您的每颗牙齿对应的牙龈边缘是否都呈现半月形？
如果您回答否……

如果牙龈外形是扁平的而并非呈现半月形，牙齿就可能显得很短（见第10章）。

尽管这位女士花费了大量的时间和金钱来修复牙齿，但是结果却让她很不满意。值得注意的是，上中切牙部位暴露过多牙龈，牙龈线较平，侧切牙也太长。牙龈美学手术和重新制作颜色更明亮的美学修复体帮助她改善了笑容。

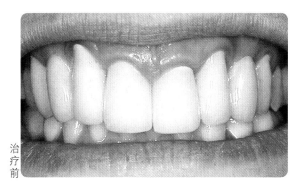
治疗前

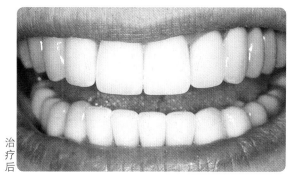
治疗后

呼吸 Breath

19 您是否有龋齿和牙周疾病所引起的口腔异味？
如果您回答是……

没有人能够随时保持清新的口腔气息。然而，如果您有持续的口腔异味（即使常规刷牙和专业洁牙之后还存在），就表明口腔内很可能存在产生异味的细菌，而这些细菌通常附着在舌面上。口腔异味也可能与牙齿龋坏、牙周疾病或者身体其他系统的疾病有关（见第3章和第10章）。

20 您的脸颊和嘴唇是否有明显的塌陷？
如果您回答是……

　　牙齿的位置会影响整个面部的外形轮廓。面颊的饱满度不仅取决于脸部软组织的厚度，还与软组织所覆盖的天然牙或修复体的位置有关。例如，从外观上看起来，某些佩戴活动义齿的患者，其嘴唇和颊部似乎是塌陷的。这种情况是由于假牙上义齿的排列以及假牙安放的位置不合适所导致，从而使面部显得不够饱满（见第6章）。

　　这位患者口内有一副佩戴了12年的活动义齿，由于义齿发生了断裂，已经不再合适。新的义齿将他的面部软组织支撑起来，不但改善了笑容，还让他看上去更和蔼了。

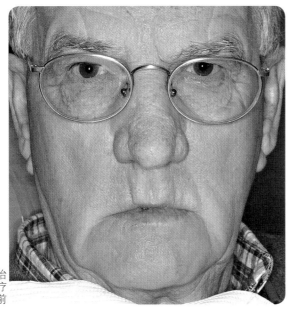
治疗前

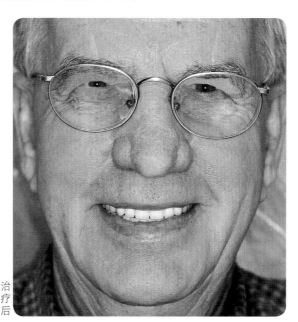
治疗后

　　面部中线及其与牙齿中线的关系共同影响笑容的美观（见本章后面"您拥有正常的面部比例吗?"）。尽管最理想的状态是牙齿中线应该与面部中线重叠，但大多数情况下都存在微小差异。由于大多数人的面部结构往往左右不对称，所以很多面部中线的偏斜都能被接受。我们只需要关注牙齿的中线是否与面部中线平行（见第5章、第7章和第8章）。

　　这位年轻女士牙齿的中线明显偏移，她不愿做正畸治疗，而想立竿见影地解决问题。有效而折中的方法是通过复合树脂修复的方式改善这个问题。尽管修复后牙齿中线仍然不能与面部中线重合，但是这样的笑容比之前赏心悦目多了，中线不协调的问题几乎无法察觉。

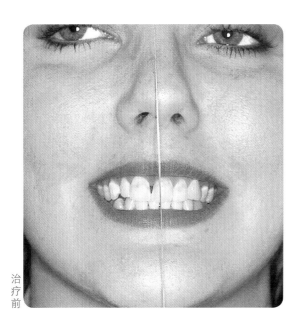

治疗前

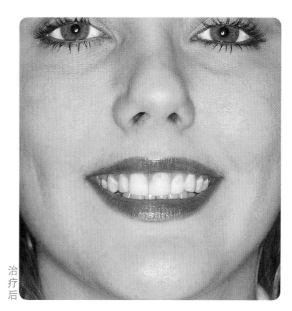

治疗后

牙齿的形状对美貌至关重要。如果您的脸型是圆的，而牙齿是扁平的，那么您的脸型看上去就会比实际情况宽很多。与此类似，修长的牙将强调脸型的长度，而方形的牙齿将突出面部轮廓的方形（见第8章）。

这位漂亮的高年级女大学生很沮丧，因为她的牙冠多次折断，已经无法再次进行粘接修复，于是她向另一位牙医求助。通过咨询沟通和笑容分析，牙医发现问题的关键除了牙冠就位异常、牙冠不够长之外，她的上颌中切牙的牙冠过宽，与脸型不相称。重新制作全瓷冠和瓷贴面，使牙齿之间的比例以及牙齿与脸型的比例都更加协调。值得注意的是，她的头发颜色和发型变化，加上化妆技巧，使她整个面部更漂亮了。

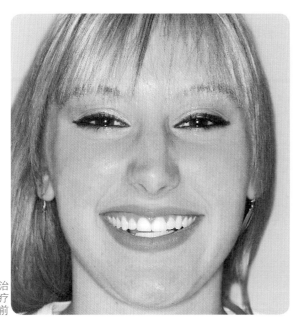
治疗前

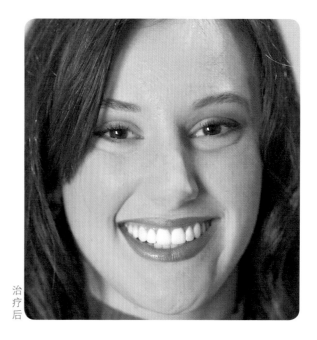
治疗后

您的牙齿外形是否与您本人的阳刚或阴柔气质相匹配？
如果您回答否……

通常，方形牙显得更阳刚，圆形牙显得更柔美。不过，这也因人而异。一些女性希望牙齿精巧而且形状更圆润，而另一些女性却想要看起来强壮的牙齿，富有活力。同样，有些男性喜欢棱角分明的阳刚笑容，而另一些男性却希望柔和一点。如果您对自己微笑的形象不满意，美学牙医也许能够帮助您重新调整牙齿的形状，让它们呈现全新的美（见第8章）。

注意男性与女性牙齿外形微妙的差异。

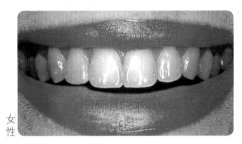
女性

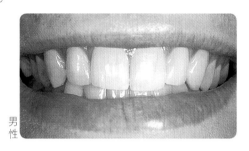
男性

艺术性的美学形态调整可以让笑容更加柔美，更加女性化。

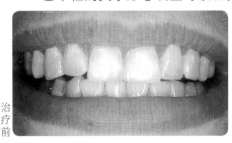
治疗前

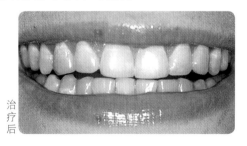
治疗后

这是一位50岁男性牙医，他的牙冠看上去太女性化了。通过更换新牙冠，牙齿变得棱角分明，呈现出阳刚之美。

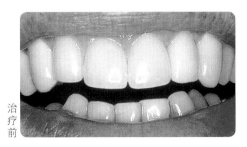
治疗前

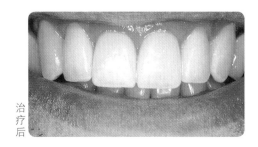
治疗后

1

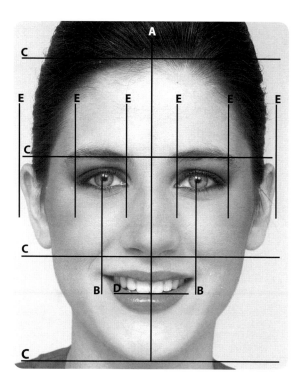

看看左侧的照片，在镜子前审视一下自己的面容，注意将头发束在脑后，以便能清晰地观察整个面部轮廓。您是否发现脸型不对称？有些不对称的情况是可以接受的甚至倍受欢迎，因为研究表明，在一定范围内，最具吸引力的面容往往有轻度的不对称。尽管如此，在您决定改善容貌之前，需要注意面部的比例问题。笑容的改善会让您的容貌发生显著变化。

评价面部对称性 » 选择这位模特是因为她的面部几乎完全对称。

中线A将面部垂直分为两部分。这条线穿过鼻子、嘴唇和两颗上中切牙之间。两瞳孔与两嘴角相切的垂直线标记为B。

水平方向上，整个面部被标记为C的发迹线、眉间线、鼻底线和颏底线平均分为三等份。鼻底线C到下唇线D的距离应该为面下部长度的1/3。根据古希腊的完美面部宽度原则，可将面部宽度采用标记为E的线平均分为五等份，每一等份都应该是一只眼睛的宽度。

关于
嘴唇！

嘴唇富有表现力和吸引力。它在面部轮廓中的作用尤为突出，决定了鼻子和下颏等面部特征是否明显。牙齿在口内牙弓上相应的位置在一定程度上决定了嘴唇的外形。当您考虑对牙齿进行美学修复时记住这点很重要，因为牙齿的形状、大小位置以及在垂直或水平方向上的重叠关系发生任何变化，都会影响嘴唇和面部的形态。

唇线分析

1. 当您正常微笑时：
   · 上牙露出多少？
   · 下牙露出多少？
2. 当您大笑时：
   · 您是否只能看见上牙，而看不见牙龈（低唇线）？
   · 您是否可以看见一部分牙龈（中唇线）？
   · 您是否可以看见大部分牙龈（高唇线）？
3. 您开怀大笑时能看到多少颗牙齿？

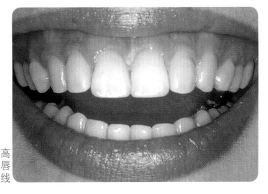

高唇线

您的唇线属于哪一种？

· 高唇线：能显现上牙和大量的上牙牙龈。

· 中唇线：能显现上牙和牙龈乳头（牙齿之间的牙龈），但看不见牙齿上方的牙龈。

· 低唇线：能显现很少量的牙齿结构，但完全看不见牙龈组织。

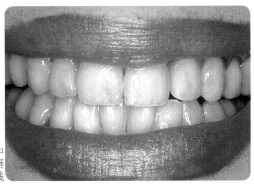

中唇线

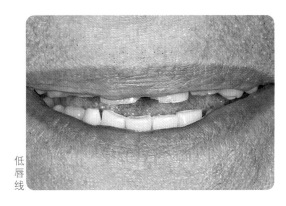

低唇线

唇线可以被修改 » 唇线可以通过美学方法（如延长牙齿或者缩短牙齿）进行调整。这位漂亮的女士不喜欢笑，因为她总是感觉自己的牙齿和牙龈不好看。她的唇线较高以至于暴露太多牙龈，她个人认为这个问题严重影响了她的个性和社交。通过种植牙、正畸、牙齿美白、美学修复以及牙龈手术等方法，使牙冠延长，将高唇线降低为迷人的中唇线，从而极大地提高了面部的美感。

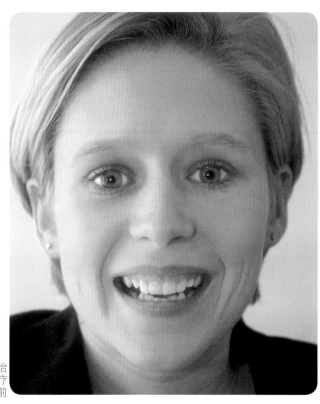

治疗前

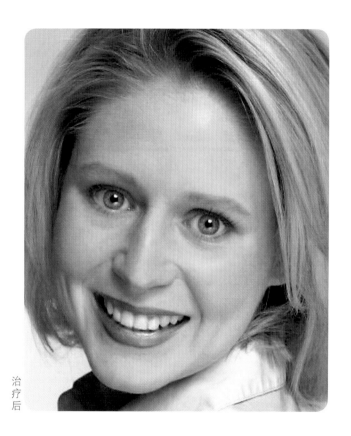

治疗后

慎重
选择！

为了方便，大多数人都习惯选择邻近的牙科诊所进行日常的牙齿维护和治疗。但是，如果您想对牙齿进行美学修复，一定不要仅仅考虑诊所位置的远近。认真寻找最好的美学修复专科牙医是必要的，您将会为这种努力而感到庆幸。

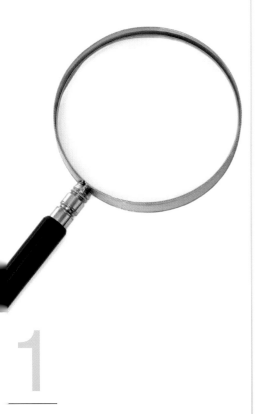

治疗
须知

您是完美主义者吗？

对自己诚实——如果您属于完美主义人士，或即使是有轻度的完美主义倾向，您都需要对给您就诊的每一位牙医说明这点，以确保牙医有足够高的技术水平为您提供治疗，并能够满足您对审美的需求。

专家建议 考虑一下您的家庭牙医！

您的家庭牙医或许就是能够为您提供牙齿美学修复治疗的最佳人选。如果您对他之前提供的预防性治疗很满意，可以问他在美学牙科方面的经验和资质。

微笑 101 如何选择一位好的美学修复牙医？

- 咨询形象设计方面的专业人士，包括整形医生、美容外科专家、发型设计师、模特及演艺人员。
- 咨询当地的口腔医学专家，包括正畸医生、口腔外科医生、牙体牙髓医生、口腔修复医生、牙周病医生或者牙科技师。这些专家对附近社区的牙医很熟悉，可以为您提供一些建议。
- 向美国美学牙科学会（www.estheticacademy.org）或者美国牙齿美学修复学会（www.aacd.com）咨询您所在区域的美学修复专科牙医。
- 咨询朋友或者同事。
- 使用互联网搜索您感兴趣的专业领域，但是要谨慎（因为多数网站都没有规范的资格认证）。
- 向商业改进局（Better Business Bureau）网站咨询，看看您考虑选择的牙医是否有负面评价。
- 您自己需要做些功课，不要轻信广告和杂志宣传。

您应该了解哪些知识

如何评价美学修复牙医？

▶ 一旦有了几位备选牙医，应浏览一下每位牙医的网站，对比他们的资质、病例照片、教育背景和专业执教水平等，但一定要小心夸张的广告宣传！

▶ 预约咨询。需要承担的费用包括医生付出的时间成本以及进行各类X线检查、数字成像、口内检查、模型制作、颜面照相以及其他病例资料收集。

▶ 在初次就诊之前，罗列出您的个人想法。

▶ 携带一张以前的生活照（如果您需要将牙齿修复至原来的样子）或者携带其他人的照片以便描述您的期望。

▶ 请牙医提供之前治疗过的有相似症状的患者照片。

▶ 切忌讨价还价。相反，您需要选择愿意花时间与您沟通以便真正了解您需求的牙医。否则，后期您可能要承担双倍的费用和精力来弥补错误。

▶ 制作牙齿美学蜡型。在这个过程中，牙医使用专用的蜡质材料在您的石膏模型或者直接在您的牙齿上模拟出您期望的牙齿外形。

▶ 试戴临时牙。牙医将塑料或树脂材料制作的临时牙粘在您的牙面上，让您在实施治疗前体验新的笑容。

▶ 询问牙医能否用电脑模拟出不同治疗方案的术后效果。

▶ 正如本章前面提到的，在见到牙医之前，您需要了解自己的问题和不同的治疗方案的优缺点。

▶ 在预约时间之前到达。您需要在身心放松的情况下填写个人信息，并将您的期望与牙医充分沟通。

▶ 携带之前所有的X线资料和研究模型。

▶ 事先告知医生您的预算限额。而且，赴约时记得携带牙科保险资料。尽管普通的保险不能报销美学牙科的治疗费用，但是如果是做全冠或固定桥修复，是可以部分报销的。

▶ 询问牙医是否有这本书，如果有的话，你们可以更好地讨论相关治疗技术和过程。

▶ 愿意付费咨询另外的一两位医生。

关于
费用！

时间和费用是您在寻求牙齿美学修复时需要考虑的两大因素。虽然尝试简化步骤和讨价还价有可能减免费用，但请记住"一分钱一分货"。最佳的美学修复治疗都需要个性化的艺术加工，期待打折或保险报销都不是明智之举。

治疗
须知

预先支付费用

行业通行的惯例是美学修复治疗需要提前支付费用。如果数额太大，无法一次交齐，可以分步治疗，分次结算。您可以选择上下颌分开治疗，但是为了保证所选瓷块的颜色一致，最好同时完成治疗。您也可以选择从信誉度好的金融公司获得低息贷款来提前付费。

微笑 101 保险是否承担费用？

保险通常只能报销一些基本的治疗费用，而多数美学牙科治疗都是自费的。事先向保险公司提交治疗计划以及相关费用的预估。一旦预估费用被批准，您就可以开始治疗并知晓治疗期间个人需要承担的部分。如果口腔治疗与保险报销无关，千万不能要求牙医制造虚假记录。

您应该
了解哪些
知识

一分钱一分货

当您在考虑美学修复的治疗费用时：

▶ 要考虑牙医的审美和经验。

▶ 浏览牙医之前治疗过有相似症状的患者照片。

▶ 了解牙医是否能够提供充足的时间为您治疗。要记住费用和时间是您获得满意效果的保障。

▶ 记住牙齿美学修复是团队治疗的结果，整个诊所参与治疗的员工，包括专科医生、洁牙士、牙医助理，尤其是义齿加工技师，作用都很关键。

▶ 不要只看重价钱。相反，需要权衡在可实现的自然美学效果基础上您愿意支付的相关费用是多少。

▶ 在咨询时千万不要着急——把各种费用当作一个长期的投资。咨询的最重要目的是让整个治疗团队完全理解您所寻求的美学修复目标。

1

向您的美学修复牙医提出以下12个问题

1. 我可以选择的美学修复方案都有哪些?

2. 可能需要付出的代价是什么?

3. 最终的效果如何?

4. 我可以看看您之前治疗过的类似情况的患者照片吗?

5. 修复体可以使用多长时间?

6. 修复体使用的效果将会如何?

7. 治疗完成之后都需要哪些维护措施?

8. 修复体与真牙的相似度如何?

9. 我需要改变饮食习惯吗?

10. 有质量保修期吗?

11. 我可以选择哪些付款方式?

12. 您对我的治疗有信心吗?

现在该您发表意见!

获得满意笑容的秘诀是与牙医充分沟通。本章介绍的笑容分析和其他章介绍的治疗选择都需要仔细阅读。您在开始治疗前就需要确定预期目标,并清楚地告知牙医。在做任何决定之前,您要询问各种可能的治疗方案并充分理解。这些都有助于您实现梦寐以求的笑容。

专家建议 相信直觉!

信任是选择美学修复牙医的关键。刚做好的全冠或许看上去很漂亮,也达到了您的预期目标,但是它能否经得起时间的考验? 全冠设计是否能够精确就位而不会刺激牙龈? 作为患者,您不可能完全清楚这些专业问题。因此,您选择的牙医必须具备足够的技巧、经验,并愿意花费足够的时间为您创造非凡、持久的治疗结果。总之,您的美学修复牙医必须要赢得您的信任。

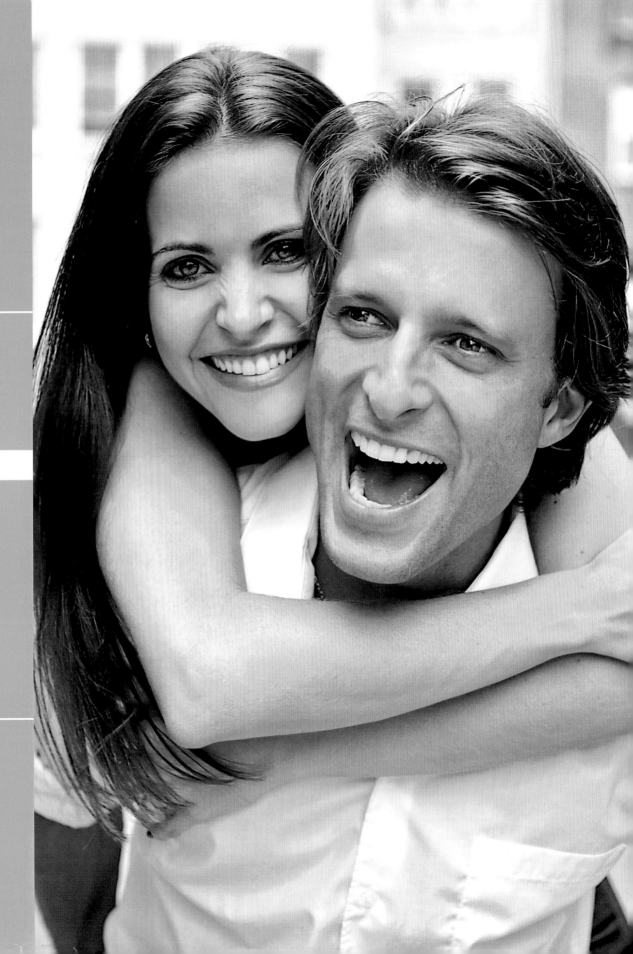

2

FIND OUT . . .

为什么牙齿会着色

如何获得更明亮的笑容

如何长久保持新的笑容

色素，色素，快走开
Stain, Stain, Go Away

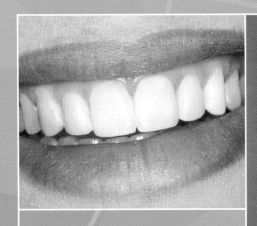

难看的色素是否让您
笑不露齿？

如果您的牙齿有色素或者变色，您可能已经尝试过很多方法重现明亮的笑容，比如购买市面上各种各样的美白牙膏，使用药店或超市卖的家庭美白套装，或者通过其他方法转移人们对您牙齿的注意，比如通过日光浴把皮肤晒黑，更换新奇的发型和衣着打扮。

遗憾的是，这些方法都不太奏效。现在，您不必因为牙齿有色素或者变色而尴尬了。适当的牙齿美白治疗能让您获得可预见的、持久的良好效果。

本章讲述常见的牙齿着色问题和解决方案。

牙齿为什么**会着色**?

有很多因素都会导致牙齿着色。食物、饮料和药物都会改变牙齿的颜色。吸烟、不刷牙或不使用牙线也会导致牙齿附着色素。另外,牙齿变色有可能是先天发育或牙齿疾病的结果。

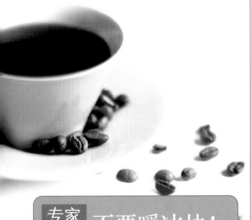

专家建议 **不要嚼冰块!**

咀嚼冰块或其他硬物会导致牙齿出现微小的裂纹,色素进入这些裂纹后很难(甚至几乎不可能)被清除掉。

少喝咖啡,减少牙齿着色 » 即使经常进行口腔清洁,大量饮用咖啡还是会让牙齿重新快速着色。通过专业的色素清除,对左上切牙重新修补,并减少咖啡的饮用量,这位男士的笑容得到明显改善。

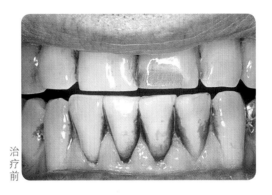

治疗前

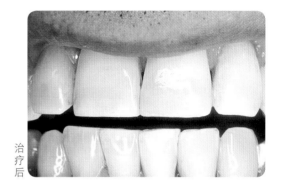

治疗后

微笑101 什么物质会让牙齿着色?

可乐、咖啡、茶以及带颜色的食物(如槟榔、蓝莓、红酒)和烟草都会造成牙齿着色。这些物质对牙齿的染色叫作牙齿表面着色。

专家建议 阻止牙齿着色的方法!

· 限制每日摄入咖啡或茶的量。
· 戒烟。
· 定期进行专业洁牙。
· 正确刷牙和常规使用牙线。有些牙膏也可起到辅助清洁色素和美白的效果。

牙菌斑也会让牙齿着色 » 牙菌斑是附着在牙齿表面的软垢,它也会让牙齿着色。口腔清洁维护不充分往往会导致牙菌斑的残留(刷牙和使用牙线很重要)。

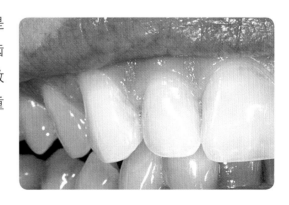

2

牙齿表面色素附着

▶ 最先在牙齿相邻的部位和拥挤的牙面上出现。

▶ 通常呈现深棕色。

▶ 主要是咖啡、茶、烟草等易染色的物质所导致。

▶ 日常口腔维护和定期的口腔专业洁牙可以避免色素附着。

▶ 牙面上微小裂纹所沉积的色素需要采用更深入的治疗方式才能清除，专业洁牙无法解决（牙齿漂白治疗会让牙齿的裂纹部位比正常牙面更白或者呈现出不同的颜色）。

您应该了解哪些知识

软垢

▶ 由牙菌斑（一层长期黏附在牙面或牙结石上的生物膜）或牙结石（牙菌斑未清除而钙化形成的坚硬物质）导致。

▶ 主要起源是细菌。

▶ 是未能进行有效的口腔清洁维护的副产物。

▶ 在牙龈边缘呈现为深色或白色的区域，常见于下前牙。

▶ 通过牙面刮治和抛光可以去除。

别放弃对四环素牙的治疗 » 四环素牙呈现黄色、棕褐色或者灰色。尽管灰色和棕色的牙齿不易漂白，但下图这位女士的牙齿经过多次诊室内专业漂白治疗后，牙齿色泽获得了明显的改观。通常情况下，如果坚持使用牙医为您定制的美白牙套一年左右，大多数轻度到中度的四环素牙都可以得到明显的颜色改善。

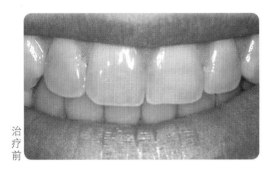

治疗前

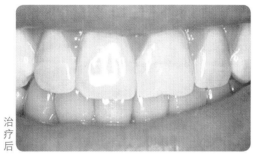

治疗后

内着色是牙齿内部结构的颜色异常，可能的原因包括：遗传，疾病或服用药物，如四环素等。

您应该了解哪些知识

内着色

▶ 包括牙釉质表面的白色斑点和棕褐色色素带。

▶ 可能的原因是出生前牙齿矿化不全或服药或疾病导致牙釉质形成障碍。

▶ 常见于8岁以前服用四环素或者母亲怀孕时服用了四环素的人士。

▶ 服用米诺环素类抗生素也可以导致。

▶ 也可能是牙齿出现深龋或者旧的银汞合金补牙材料不密合，使牙齿内部变色（棕色或者灰色）。

2

is **POLISHING RIGHT FOR ME?**

抛光适合我吗?

抛光能去除大部分牙面上轻度的着色;然而,重度或牙齿内部的着色就需要进一步治疗,比如牙面微研磨。以下情况很适合抛光:

- 牙齿表面轻度的着色。
- 希望微笑时牙齿呈现自然的颜色而不是漂白色。
- 节省时间与费用。

抛光是去除色素最简单的方法。采用抛光工具和抛光膏在牙齿表面进行旋转打磨,可以在没有疼痛的前提下有效去除牙齿表面的色素。牙面微研磨比抛光复杂一些,能够去除牙齿深度的着色。

治疗前

治疗后

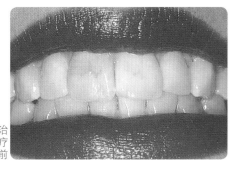

牙面微研磨

牙面微研磨 » 轻度打磨牙面［如图使用酸性抛光膏和防护橡皮障(蓝色)］和牙齿漂白(下一部分讨论),使笑容明亮了许多。

43

解决方案2 牙齿漂白

牙齿漂白的原理是通过强氧化剂美白牙齿,这种可以使笑容变得明亮的方式不仅相对安全,而且往往很有成效。牙医会根据您牙齿着色的类型和程度,为您推荐诊室漂白技术或家庭漂白技术,或是联合使用这两种技术。

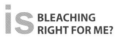 **is** BLEACHING RIGHT FOR ME?

牙齿漂白适合我吗?

牙齿漂白通常用于治疗轻度到中度的牙齿表面着色或内着色,然而这项技术不能完全去除牙齿的重度着色。以下情况适合牙齿漂白:

- 轻度到中度的四环素牙、氟斑牙和牙齿外伤变色。
- 预算较低。
- 能够接受牙齿的颜色适度增白。
- 对牙齿原本的外形和比例较满意。
- 倾向于更保守的、无创伤的治疗。

简便的治疗 » 这是一位40岁的企业家,除了对牙齿颜色不满意之外,他感觉自己的牙齿是健康和美观的。经过多次诊室内专业漂白后,牙齿的色泽明显改善。创伤最小的治疗方式永远是最佳的选择。

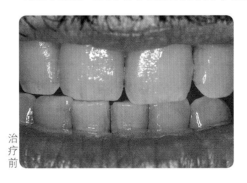 治疗前

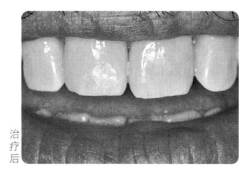 治疗后

专家建议 让牙齿漂白充分发挥作用!

· 如果有可能,漂白后可以让牙齿享受一下日光浴。牙齿能吸收某些太阳光线,让漂白的功效能够持续发挥。当然,必须小心皮肤被日光灼伤——避免中午阳光的暴晒,足量涂抹SPF值45及以上的防晒霜,穿着能遮盖胳膊或者腿部的宽松衣物。

· 在家庭牙齿漂白过程中,要在饮食上避免柑橘类水果、果汁、软饮料和口服抗酸剂。这些饮品及药物含有能与漂白剂结合的物质,会导致牙齿漂白过程减缓,并让口腔黏膜略感不适。

· 牙齿漂白期间,需要通过减少摄入加工的糖类物质才能降低患龋的可能性。由于漂白期间牙齿表面需要进行酸蚀处理,以便氧化剂可以更大限度渗透到牙齿内部,所以,在此期间牙齿易受菌斑的侵蚀。漂白治疗完成后,牙齿表面需要仔细抛光,以恢复其自然状态和光泽。

将两种方法结合获得最佳效果 » 将诊室内牙齿漂白和家庭牙齿漂白相结合通常可以获得最佳效果。通过两次诊室内漂白和家庭漂白,这位患者的牙齿颜色在6周内实现了更加亮白的效果。

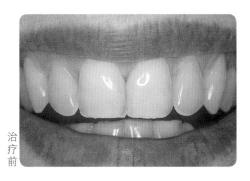

治疗前

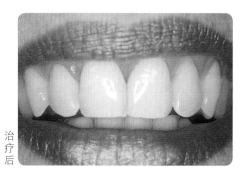

治疗后

您应该了解哪些知识

牙齿漂白

▶ 大约3/4病例的牙齿颜色都可通过漂白得到显著改善。

▶ 牙齿的黄色色素最易漂白。

▶ 如果先漂白上牙,就可对比漂白后的上牙与未漂白的下牙之间颜色的差异。

▶ 如果希望对口内存在的修复全冠和天然牙都进行美白,需要先将天然牙漂白至理想的色泽。在此基础上,牙医会根据漂白后天然牙的颜色重新制作与之匹配的邻牙全冠。

▶ 牙齿漂白可能会让儿童感觉不适;因此,最好等孩子年长一些再实施漂白治疗。

▶ 在实施诊室内漂白的过程中,不要采纳局部麻醉。在实施治疗期间能够及时发现任何敏感现象是很重要的。

45

治疗
须知

诊室内牙齿漂白

选择相应的诊室内漂白技术主要取决于牙齿是否做过根管治疗。如果牙齿做过根管治疗，意味着牙齿无活力，因为牙髓已经被去除了。

如果牙齿未做过根管治疗

- 牙医会将牙齿和牙龈隔离开，防止牙龈受刺激而产生不适。
- 牙齿表面涂布漂白剂，进行加热或光照20~30分钟。

如果牙齿做过根管治疗

- 重新打开根管并放入漂白剂，再用临时的充填材料封闭根管。
- 通过专业加热或光照加速漂白过程。
- 当牙齿颜色达到您和医生满意的效果后，去除根管内的漂白剂。

带着闪亮的笑容离开诊所 » 诊室内牙齿漂白去除了这位女士两颗上前牙切端较深的色素。她对笑容的改善非常满意，从每一个角度观察她的牙齿都光彩夺目。

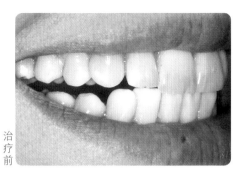

治疗前

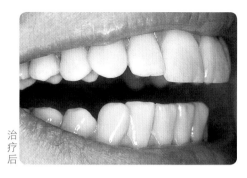

治疗后

由内而外使牙齿变白 » 这位患者的左上中切牙由于曾经实施根管治疗而颜色发黑。治疗方案是先经过一次性外表面诊室内漂白处理后，再将漂白剂放入牙齿中空的髓腔内进行内漂白。根管内漂白保持1周后牙齿恢复了自然的颜色，在取出根管内漂白剂的同时，采用牙齿同色材料封闭了根管口。

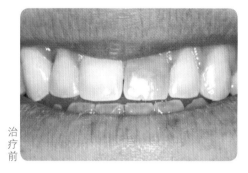

治疗前

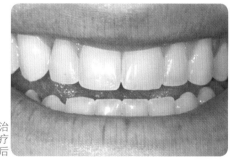

治疗后

专家建议 让牙医实施牙齿漂白治疗！

诊室内漂白通常是最有效的牙齿漂白方式。相对于零售的家用漂白套装，诊室内漂白剂的浓度更高，操作过程更可控。

2

将漂白套装带回家！

牙医可以为您个性化定制在家中使用的专业漂白套装，这被称为家庭牙齿漂白、基础漂白或者夜间牙套漂白。此外，零售的家用牙齿漂白套装也可用来巩固或强化专业漂白治疗的效果。牙医能为您推荐最适合的漂白产品。

家庭牙齿漂白获得显著效果 » 经过为期9个月的夜间牙套漂白，这位女士的四环素牙的颜色明显减轻了（感谢Van B. Haywood, Augusta，GA 医生提供案例）。

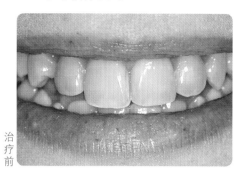
治疗前

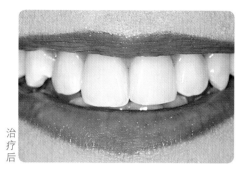
治疗后

治疗
须知

专业家庭牙齿漂白

- 在漂白专用的塑料牙套内侧的每个牙齿位置上放一滴漂白凝胶。

- 将漂白牙套放入口内与牙齿紧密贴合，根据治疗计划或医嘱，每天坚持佩戴1~3小时。需要注意的是，有些专业的牙齿漂白凝胶每天使用不宜超过5分钟。

您应该了解哪些知识

专业家庭牙齿漂白

▶ 虽然平均治疗周期是4~6周，但是使用几天后就会看到明显的变化。

▶ 如果有龋齿，一定要在漂白前修复龋坏部位。

▶ 由于牙齿敏感经济条件有限或时间不充裕而不适合进行诊室漂白，家庭牙齿漂白会比较适合。

▶ 对多数患者来说，将家庭漂白与诊室内漂白相结合，效果最好。

▶ 您可能需要每6~12个月对牙齿漂白的效果进行强化维护。

▶ 在怀孕或者哺乳期间，不宜进行任何家庭牙齿漂白。

▶ 家庭牙齿漂白的副作用有牙齿敏感、牙龈灼伤、软组织疼痛或溃疡以及吞咽漂白剂所致的咽痛。

解决方案3 树脂粘接修复

树脂粘接修复是将复合树脂应用至原有牙面上以改善牙齿颜色。这是一种较为常用和保守的色素遮盖方法。

▶ 如何完成
见第229页

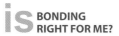 **is** BONDING RIGHT FOR ME? **树脂粘接修复适合我吗**？

树脂粘接修复能够遮盖多种牙齿颜色问题，获得自然而有魅力的笑容。然而，树脂粘接修复后的牙齿容易附着色素，需要定期维护。以下情况适合树脂粘接修复：

■ 因过度磨耗或者银汞补料造成的白色或棕色的点状色斑或着色。

■ 非重度吸烟、咖啡饮用者。

■ 愿意在后期对治疗效果进行维护。

■ 期望价格便宜和创伤较小（与瓷贴面和全冠相比）。

树脂粘接修复改善牙齿颜色和外形 » 这是一位40岁从事房地产中介工作的患者，因为牙齿磨耗和变色问题而对笑容不满意。通过一次就诊而完成的复合树脂粘接修复让他获得了更有魅力的笑容。另外，下前牙实施了美学塑形，看起来整齐多了。

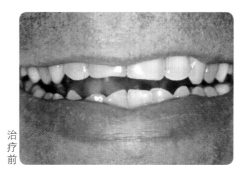
治疗前

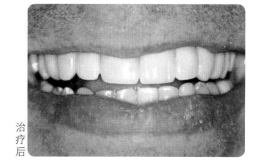
治疗后

2

修复材料也会着色 » 这是一位41岁女性，因为牙齿上陈旧的补牙材料变色而就诊。进行树脂粘接修复时，与牙齿颜色匹配的充填材料通常会覆盖整个牙面。如果只对牙齿颜色异常的部位进行重新修补，补牙材料与牙齿的接缝处会很快再次附着色素。为了获得崭新漂亮的笑容，她的上下前牙进行了树脂粘接修复和美学塑形。

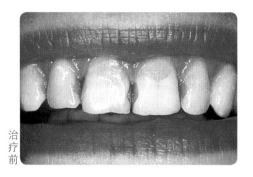
治疗前

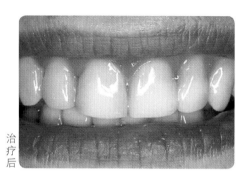
治疗后

四环素牙的简易治疗方法 » 这位年轻女性的牙齿变色是由于服用四环素导致的。使用复合树脂粘接修复，仅一次就诊就让她的笑容变得明亮。

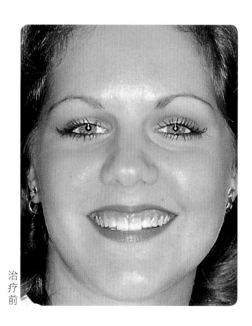
治疗前

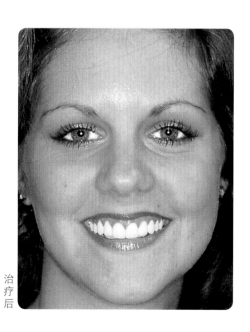
治疗后

治疗
须知

小心呵护树脂粘接修复后的牙齿

■ 勿咬冰块或者指甲。

■ 每天认真刷牙，去除牙菌斑。

■ 每天至少使用一次牙线，使用时要水平抽出牙线，不要垂直拉出。

■ 每年至少专业洁牙3～4次。告知洁牙士不要在树脂粘接修复的牙齿表面使用超声洁治或者喷砂。

■ 如果有夜磨牙，睡觉时需要佩戴夜磨牙保护套。

■ 减少易着色食物饮料的摄入，如咖啡、茶、可乐以及糖类，这些食物会导致牙齿着色并使修复材料提前脱落。

■ 戒烟。

■ 勿咬硬物，如排骨、硬糖、苹果、胡萝卜和坚果。可将食物切成小块，用后牙咀嚼。

■ 不要尝试"适应"新的咬合关系。在治疗后的24小时内吃软的食物，然后仔细感受咬合状态。如果咬合不够舒服，就需复诊并请牙医进行调整。

■ 如果有牙龈发炎的情况，在实施治疗的前后1个月内，每天服用复合维生素。

解决方案4 瓷贴面

瓷贴面为什么受欢迎？

时至今日，美学牙科领域出现的最振奋人心的技术之一就是在经过酸蚀处理的牙齿表面上粘接瓷贴面修复体。它主要的优势在于美观和效果持久。

因为瓷贴面不像复合树脂那样容易着色，所以逼真的色泽能够维持相当长的时间。同时，瓷贴面的生物相容性很好，不容易刺激牙龈。

> 如何完成
> 见第230～231页

are PORCELAIN VENEERS RIGHT FOR ME?　瓷贴面适合我吗？

虽然瓷贴面可以提供极佳的美学效果，但是它主要的缺点是易碎。以下情况适合做瓷贴面修复：

- 希望牙齿颜色有明显的改善。
- 愿意接受微创治疗，有充裕的时间。
- 能够承担较高的治疗费用。
- 对美学效果要求高，希望降低后期牙齿着色的风险。
- 咬合关系好。

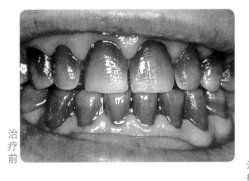
治疗前

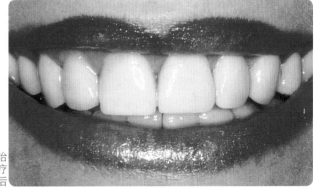
治疗后

颜色太深不适合牙齿漂白 » 由于这位舞蹈演员四环素牙着色过于严重，牙医为她实施了20颗牙齿的瓷贴面修复。为了获得自然的效果，一定要将大笑时露出的所有牙齿进行瓷贴面修复。

让笑容更年轻 » 这位女士觉得牙齿颜色暗沉使她笑起来显得苍老。利用瓷贴面技术明显地改善了前牙的色泽。这种保守的治疗不损伤牙釉质，从而有助于保持牙齿健康。

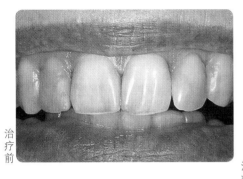
治疗前

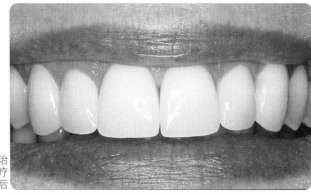
治疗后

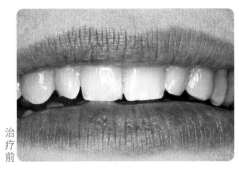
治疗前

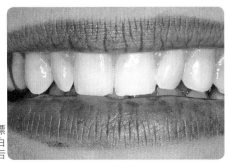
漂白后

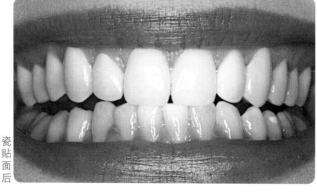
瓷贴面后

色素：其他疾病治疗的副作用 » 这位患者曾经拥有漂亮的笑容，但后来为了治疗痤疮而服用过米诺环素，使得牙齿着色。虽然经过诊室内漂白和家用漂白治疗后牙齿变白了一些，但在瓷贴面修复之后，患者才真正获得了满意的笑容。

瓷贴面不仅能改善牙齿颜色，也可以对牙齿的大小和形状进行修饰，从而彻底重塑笑容。

专家建议 **需向牙医咨询的问题！**

向牙医咨询采用瓷贴面修复需要磨除多少牙釉质。虽然原则上应该尽可能保留牙釉质，但是如果牙齿着色严重，牙医就不得不去除更多的牙釉质以确保颜色美观。

解决方案5　全冠修复

除了将牙齿变白还有更高的期望吗？

因为全冠修复需要磨除过多的牙齿，一般不建议采用全冠方式修复仅仅需要改善颜色问题的健康牙齿。然而，全冠适用于重度着色牙或对美观和功能有额外需求的中度着色牙。

▷ 如何完成
见第232~237页

are CROWNS RIGHT FOR ME?

全冠修复适合我吗？

全冠修复与本章其他的方法相比，花费较高、耗时较长。然而，如果制作精良，全冠修复可获得最佳的美学效果。以下情况适合全冠修复：

- 牙齿存在大面积充填物。
- 需要最佳的美学效果和最持久的使用年限。
- 需要笑容得到明显的改善，包括牙齿外形的改善。
- 既有牙齿变色，又有牙列不齐，而且不想做正畸治疗。

重获年轻笑容 » 这是一位退休的行政主管，他感觉自己微笑后的样子比心理年龄苍老许多。他的牙齿上有不少充填物和隐裂纹。针对这些牙齿问题，采用全瓷冠的修复方式，不仅可以获得长期的美学效果，而且可以改善咬合关系。现在，他看上去年轻多了。

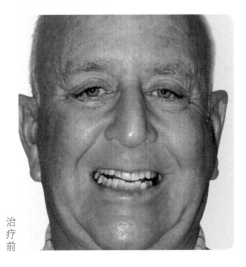
治疗前

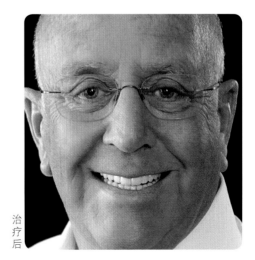
治疗后

2

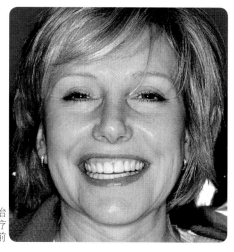

治疗前

别为黄牙发愁 » 陈旧发黄的牙冠以及不正常的排列，让这位女士的笑容不那么令人满意，而她原本的天性是活泼开朗的。牙龈美学手术和全瓷冠修复改善了她的笑容，让她的面容充满魅力。

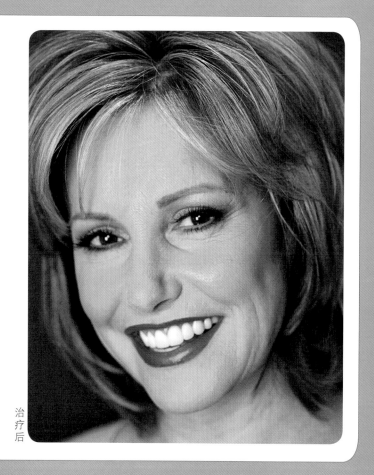

治疗后

让笑容为您加分 » 这位有气质的女士认为变色的牙齿让她看上去比实际年龄苍老。10颗全瓷冠和美学塑形为她带来了明亮年轻的笑容。现在，她的笑容没有破坏她的美貌，反而让她的面容更加光彩动人。

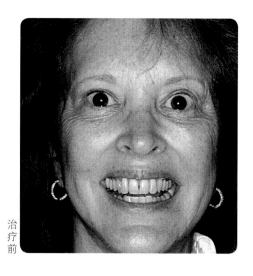

治疗前

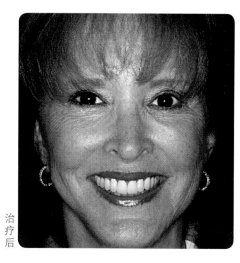

治疗后

哪种方案最适合您？

抛光	牙齿漂白
治疗时间	
通常每次15~20分钟	诊室专业漂白：根据需要，1~3次，每次30~90分钟 家庭漂白：每天1次，根据着色的严重程度，持续1~12个月
日常维护	
每年专业洁牙4~6次	·饭后彻底刷牙 ·去除牙菌斑避免吸烟和进食易染色的食物（如咖啡和茶） ·每年接受洗牙3~4次
治疗效果	
容易去除表面色素	可部分去除深黄色的色素，难以去除棕褐色的色素
疗效维持时间*	
通常2~6个月	不确定，需要每年复查评估
费用†	
150~300美元（1美元≈6.3元人民币），根据治疗人员不同（洁牙士或牙医）	每次治疗250~1000美元
优点	
·无创 ·花费最少 ·无痛 ·安全 ·无牙齿磨损	·安全 ·成人通常无痛 ·无牙齿磨损 ·无须麻醉 ·花费较少
缺点	
可能无法完全去除色素	·无法完全恢复牙齿天然的颜色 ·牙髓腔宽大的牙齿可能会出现不适 ·具备适应证的病例中只有85%是有效的 ·治疗时间可能会延长 ·可能无法达到您期望的亮白程度

*这个数据是基于笔者的临床经验，并结合了3所大学的研究成果以及保险公司的评估标准。由于每个人牙齿情况不同，有许多因素会影响牙齿治疗的远期效果，而其中有些因素取决于您个人以及您的医生。

†根据牙科治疗的难度、患牙情况、患者的牙病以及系统病史、期望值、牙医的资质和美学设计水平的高低，治疗费用可能会有所不同。

†临时美学修复体需要额外付费。

2

树脂粘接	瓷贴面	全冠修复
1次就诊	2次就诊，每次1~4小时	通常需要2次就诊，一次修复1~4颗牙齿需要1~4小时（治疗的牙齿越多，或加做临时冠和其他治疗，时间越长）
·每年专业洁牙3~4次 ·洁牙时避免使用超声洁牙机和喷砂机打磨牙面 ·前牙避免咬硬物 ·必要时需要牙医抛光或者修复	·每年专业洁牙3~4次 ·洁牙时避免使用超声洁牙和喷砂机打磨牙面 ·前牙咬硬物时要小心 ·视情况可能需要做瓷贴面边缘的再封闭	·避免咬硬物和冰块 ·少吃糖 ·每年专业洁牙3~4次并进行涂氟治疗 ·常规使用牙医推荐的含氟牙膏和漱口水 ·每天至少使用1次牙线
即刻遮盖牙齿色素	自然明亮的外观，有效遮盖色素	可获得最佳的牙齿颜色和外形
3~8年，可能经常需要调改或替换	5~12年	6~15年（取决于牙冠是否有损坏，是否有牙龈炎和牙齿龋坏）
每颗牙250~1750美元	每颗牙950~3500美元‡	每颗牙850~3500美元‡
·无痛 ·1次就诊，即可完成 ·磨牙少或者不磨牙 ·通常无须麻醉 ·比瓷贴面和全冠修复便宜 ·容易修复	·与树脂粘接修复相比不易碎 ·和牙釉质粘接牢靠 ·不易黏附色素，颜色光泽无变化 ·比全冠修复磨牙少 ·比树脂粘接修复耐用 ·牙龈对瓷贴面适应好 ·通常无须麻醉 ·可修改颜色	·可制作各种颜色的冠 ·牙医可酌情改善牙齿外形 ·排齐少量拥挤的牙齿 ·比其他修复方法持续时间长
·容易碎裂或着色 ·美学效果持续时间短 ·可能无法遮盖深色素 ·可能需要少量磨牙来去除色素 ·如果充填体边缘不密合可能出现牙龈炎	·比树脂粘接修复费用高 ·贴面碎裂后难以修补 ·牙齿磨除后无法恢复 ·牙齿邻面可能着色，视牙医制作情况而定 ·边缘可能会不密合，需进行修补	·可能会折断 ·需要麻醉 ·牙齿外形会改变（大多数牙釉质会被磨除） ·如果发生牙龈萎缩，牙齿和全冠衔接处会暴露 ·比树脂粘接修复费用高很多

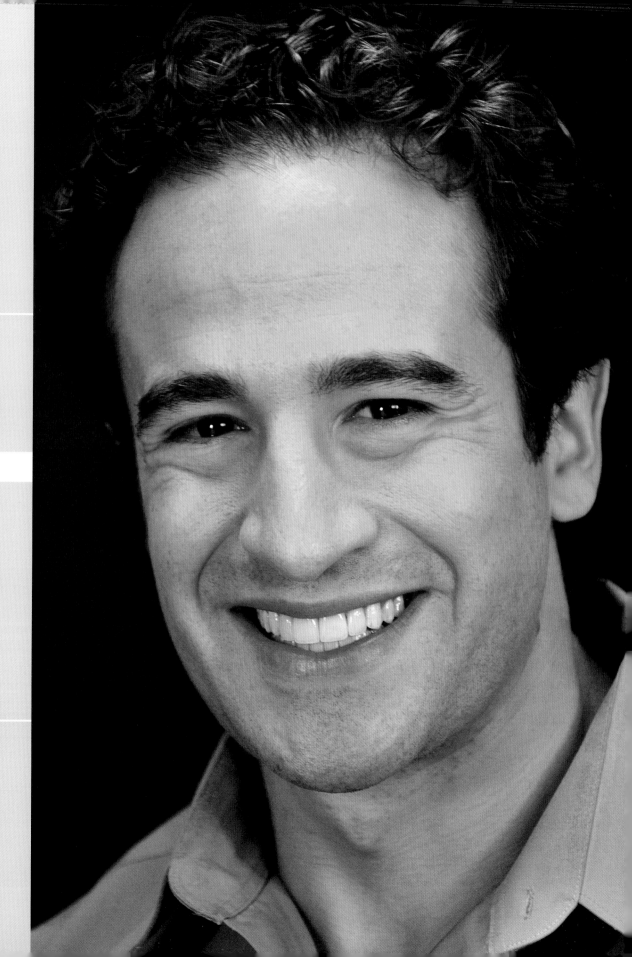

3

FIND OUT . . .

为什么牙齿会龋坏

修复龋齿最好的方法

如何去除牙齿上的"灰色"

迎接纯净的笑容
Coming Clean

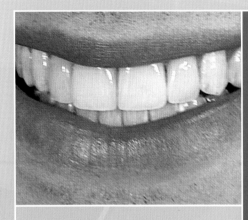

去除龋坏和旧的银汞充填物, 使您的微笑变得干净

龋坏和旧的或者有瑕疵的银汞充填物通常会使牙齿着色, 让牙齿变得难看。如果您的牙齿存在这些问题, 有几种解决方法可以选择。然而, 在做出最好的选择之前, 牙齿上所有的龋坏和旧的充填体都应该被去除。

本章将介绍修复龋齿和更换旧充填体的方法以及基本原理。值得注意的是, 有时仅仅替换旧的充填物并不能完全去除龋齿或旧的充填物导致的牙齿着色, 因为部分色素已经渗透到牙齿的结构中。针对这种色素问题, 通常需要采用树脂粘接修复、瓷贴面或者全冠修复等遮盖方式才能解决。

为什么
牙齿会龋坏？

牙釉质的龋坏是由于某些特殊的产酸细菌侵蚀了位于牙齿表面的釉质结构而导致。一旦釉质遭到破坏，牙齿将不能进行自我修复。龋坏继续发展并漫延至牙齿内部结构（破坏牙本质），进而损伤牙神经，导致牙痛。

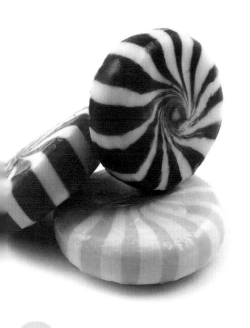

微笑 101　什么是龋洞？

龋病是牙齿龋坏的专业术语。龋病的早期表现为牙齿表面出现白垩色斑点，这表明该区域的釉质发生脱矿现象。随着釉质结构持续被破坏，该区域逐渐变成棕黄色，最终形成龋洞。龋洞一旦形成，缺损的牙体组织将不能再生。牙医将会使用牙钻、空气喷砂机或者激光去除龋坏组织，形成清洁的窝洞，以便进行修复体充填和长期保持充填效果。通常情况下，牙医将采用与牙齿颜色一致的充填体材料进行龋洞修复。

专家 建议　去除旧充填体！

牙科充填材料可以修复因龋坏而造成缺损的牙体组织，并可以维持数年之久。但是，细菌或来自咬合和磨牙的应力会导致充填材料和牙齿之间的密合性被破坏。食物残渣和细菌会存留于充填体和牙齿之间的微隙中，继续破坏健康的牙体组织。常规口腔检查时，牙医通常都会检查充填体是否完整。如果发现修复体存在磨损、断裂或微渗漏等现象，旧的充填体就需要被移除从而重新对牙齿进行修复。

专家 建议　健康的牙齿即是美丽的！

采用如下步骤可以限制牙面上的菌斑堆积，避免牙齿龋坏：

· 每天都要刷牙和使用牙线。咨询您的牙医，让他们推荐最适合您口腔状况的牙刷和牙膏。

· 健康饮食，特别是全谷物、蔬菜、水果以及低盐低脂的食物。

· 避免进食含糖量过高的食物，特别是黏度高的甜食，例如焦糖和硬糖，因为糖类在牙齿表面滞留时间越长，对牙齿的危害就越大。

3

您应该了解哪些知识

银汞充填物 会毁掉您美丽的微笑。选择更美观的修复方法是非常值得的。

银汞

龋坏可以用银汞材料进行充填。尽管操作简单、价格便宜，但是很多患者觉得这种治疗方法不甚美观，因为在您谈笑间黑灰色的银汞材料会显露出来，即使是后牙区也如此。所以，在这本书里，我们不推荐银汞充填术这种治疗方法。

灰色物质 » 口内长期存在的银汞充填物会逐渐老化、腐蚀牙齿。分解的水银和锡化物会渗透到牙齿结构中，导致色素沉积、牙齿变黑。当微笑和交谈时，这些问题会引起对方注意。

优点	缺点
▶ 一次完成	▶ 可以看到金属的颜色
▶ 花费最少	▶ 牙齿可能会染色
▶ 可获得长久稳定的疗效	▶ 易腐蚀
	▶ 含有水银
	▶ 充填体与牙齿密合性差
	▶ 非绝缘（传递冷热刺激）
	▶ 不适合大的窝洞充填（包括恢复牙尖）

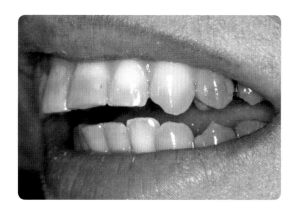

解决方案1

为什么
要用复合树脂?

复合树脂充填

如果龋坏组织和旧充填物去除后窝洞不是太大，可以选择复合树脂作为美学充填材料，特别是当您微笑或者大笑的时候，复合树脂的使用可以为下后牙提供良好的美学效果。

is TOOTH-COLORED
COMPOSITE RIGHT FOR ME?　　　**牙色复合树脂充填适合我吗?**

复合树脂充填是一种保守而美观的龋洞充填方法，适用于以下情况：

■ 微笑或讲话时，充填体可见。

■ 希望用最低的花费和最少的就诊时间完成治疗。

■ 能够接受寿命相对较短、耐磨性稍差、存在着色可能的治疗方案。

■ 想要尽可能多地保存牙体组织。

去除灰色》这名女性患者的侧切牙（箭头所指）有一个银汞充填物，造成了非常明显的牙齿着色。用复合树脂替换银汞充填材料恢复了牙齿的天然颜色。在进行前牙修复的时候，通常建议尽可能选择与牙齿颜色相近的充填材料。

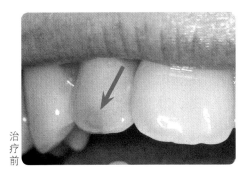

治疗前

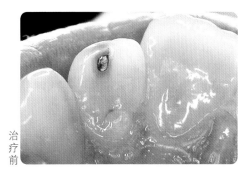

治疗前

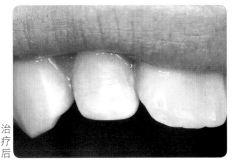

治疗后

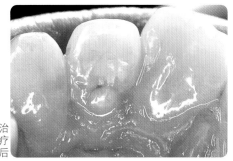

治疗后

3

嵌体或高嵌体

嵌体或高嵌体适合我吗?

对于较大的龋洞，嵌体或高嵌体是一种远期效果较好的修复方式。以下这些情况，嵌体或高嵌体是最好的选择：

- 愿意付出更多的时间和费用来获得持久的治疗效果。
- 需要充填的龋洞较大。
- 希望避免着色问题。

是时候换掉牙齿上的旧充填材料了！ » 当您讲话或者大笑的时候，金属色的充填体会显露出来。这张图所展示的是嵌体修复与金属充填修复的差异：右下磨牙是嵌体和高嵌体修复，左下磨牙是陈旧的银和金修复体。

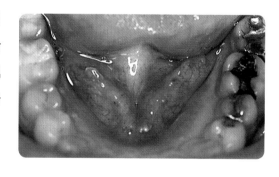

嵌体和高嵌体是复合树脂、瓷或金属做成的特殊充填体。嵌体能够完全适应窝洞预备的形态，高嵌体需要覆盖整个牙齿的咬合面。嵌体和高嵌体的主要缺点是价格高于传统的树脂和银汞充填材料。

您应该了解哪些知识

金

金不会使牙齿变色或着色，并且比银有更长的使用周期。金可以用来修复不易显露的上颌后牙的龋洞。但是，金嵌体一般不用于修复对颌牙齿已经采用瓷修复的牙齿，因为在咀嚼过程中瓷会造成金迅速被磨损。

瓷

研究报道，瓷质的嵌体和高嵌体的强度与天然牙相似，可以同时满足美学和强度的要求。但是，过大的力量会使瓷折裂，就像牙齿折裂一样。

复合树脂

尽管树脂材质的嵌体和高嵌体的远期效果不如金和瓷，但是具有美观和价廉两大优势。

瓷贴面

瓷贴面技术非常适合对有着色问题或者不完美充填体的前牙进行美学修复。瓷质材料性能稳定持久，并且不会发生着色，尤其是当您想改善牙齿的形状或改变笑容的其他方面，瓷修复技术是最佳的选择。

> ▷ 如何完成
> 见第230～231页

专家建议 漂白先行！

如果想提升您的整体笑容，请先通过漂白技术使牙齿亮白。牙医会根据漂白后的牙齿颜色，选择最和谐、最匹配的全冠或瓷贴面来改善您的笑容。

3

PORCELAIN VENEERS RIGHT FOR ME?

瓷贴面适合我吗?

瓷贴面对于前牙修复具有很高的美学特性。但是，瓷贴面的价格比树脂充填要昂贵很多，并且需要磨除部分牙体组织。以下情况是瓷贴面的适应证：

- 前牙有大面积龋坏或者变色的旧充填体。
- 关闭较小的前牙缝隙。
- 原充填体有反复着色问题或充填体过于明显。
- 希望对前牙区进行整体的美学提升，包括牙齿形态和色泽的改善。

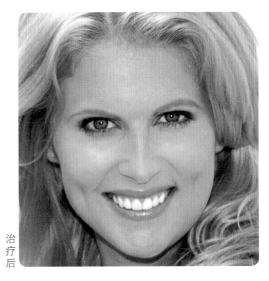

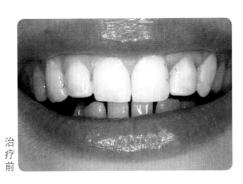

治疗前　治疗后

拥有闪亮的笑容 » 这是一位女演员兼模特，她非常在意牙齿的颜色和已经着色的充填体以及下前牙的间隙。采用10颗瓷贴面修复体改善了牙齿的形态和光泽，使她拥有了完美的笑容。自信的笑容让她的模特和演艺事业蒸蒸日上。反思一下，又有哪个职业不需要自信而美丽的笑容?

全冠修复

全冠修复适合我吗？

全冠修复可以达到接近完美的美学效果。然而，由于费用和就诊次数的问题限制了一些患者选择这种治疗方式。对于以下这些情况，全冠修复是最好的选择：

- 去除充填物后发现牙齿有大的缺损或者是重度着色。
- 希望获得长久并且完美的美学效果。
- 可以接受深度的治疗并能承受高额的费用。
- 同时满足美学和功能的需求。

前期治疗完成再行全冠修复 » 变色的旧充填体、牙齿磨耗、高唇线让这位女士的笑容缺乏魅力。尽管牙齿的着色和缺损可以通过其他方式进行修复，但该女士期望获得最佳且长效的美学效果。首先，牙医通过牙龈美学手术提高了龈缘线的位置，然后进行前牙区12颗牙齿的美学全冠修复。延长的上前牙牙冠不仅与下唇曲线更加匹配，而且颜色明亮，使她获得了年青而美丽的笑容。

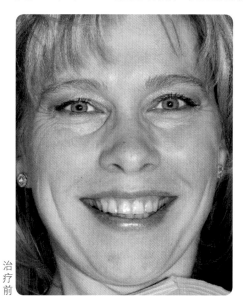

治疗前

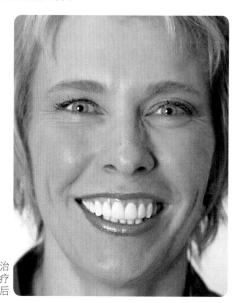

治疗后

什么时候需要全冠修复呢？

全冠修复是一种永久性修复方式。通过磨除部分牙体组织后，制作个性化全冠，并覆盖在余留牙体组织上，从而恢复牙齿的形态和色泽。对于重度龋坏、严重着色和有大面积充填的牙齿，全冠修复是最佳选择。

» 如何完成 见第232～237页

3种最常用的牙齿形态修复方式

复合树脂充填

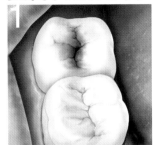

第二磨牙龋坏。

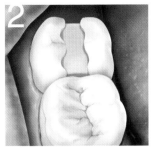

去除龋坏牙体组织，准备用后牙专用树脂进行充填。

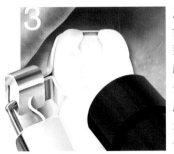

用成型片环绕牙齿以便充填物成型。使用与牙齿颜色相近的树脂分层充填，每一层都采用高强度光固化灯进行固化。

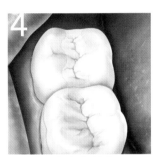

充填体的颜色与其他牙齿的颜色一致。

瓷质高嵌体

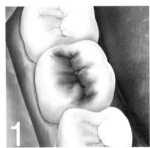

后牙龋坏。

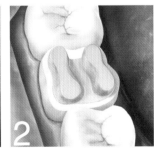

因为龋坏面积大，大部分牙体组织被去除，取印模，制作瓷质高嵌体。

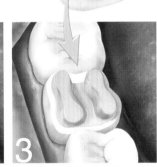

复诊时，将酸蚀处理后的瓷质高嵌体粘接于牙体上。

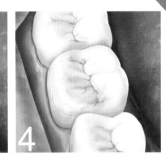

瓷质高嵌体与天然牙完美融合。

3

全冠修复

下颌第一磨牙大面积龋坏，需要进行全冠修复。

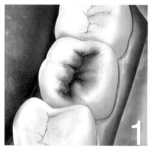

去除龋坏组织，预备牙体，制取印模。

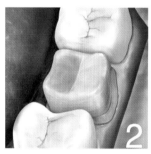

根据模型制作个性化全瓷冠。

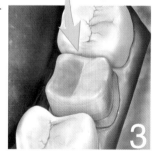

完成全瓷冠粘接固位。

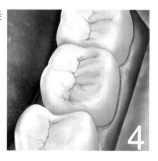

您应该了解哪些知识

延长修复体的使用年限

任何事物都不能保证永久稳定，牙科修复材料也有同样的问题。修复体材料不仅有可能缺损和折断，而且每天都被磨耗。有些人有夜磨牙、刷牙用力过度等不良习惯，加重了牙齿和修复体的磨损。另外，由于长期暴露在口腔湿润的酸性环境下，修复体的粘接材料也会发生老化现象。

如果您的牙齿上有修复体，请避免食用破坏修复体粘接的食物，例如薄荷糖、口香糖、糖果以及其他具有黏性的、精制的碳水化合物。您还要避免紧咬牙和夜磨牙。虽然这些行为一般发生在无意识的熟睡过程中，但在注意力集中或者潜意识紧张时也可能发生。如果您确实存在这些问题，为了保护修复体和天然牙齿，请咨询您的牙医是否需要夜间佩戴防护𬌗垫或者其他装置来改善和纠正这种现象。

哪种方案最适合您?

复合树脂充填	嵌体或高嵌体
治疗时间	
每颗牙齿大约1小时	通常需要2次就诊;每颗牙齿1~2小时
日常维护	
·每天刷牙和使用牙线 ·用含氟的牙膏以及牙医推荐的漱口水 ·避免咬硬的食物和冰块	·每天刷牙和使用牙线 ·用含氟的牙膏以及牙医推荐的漱口水 ·减少进食精制糖果和黏性大的奶糖等食物
治疗效果	
·充填龋坏牙齿,替换银汞充填物,或充填新的龋坏 ·也许不能完美匹配天然牙的色泽,但相对金属充填物有极大的美学提升	·相对于全冠修复,能保留更多的牙体组织 ·金嵌体修复可以获得良好的功能和寿命,但不够美观 ·瓷嵌体修复可以完美替换后牙区变色的或金属的充填物 ·树脂嵌体修复也可以较好地匹配天然牙色泽
疗效维持时间*	
5~8 年	金:6~20年 瓷:5~15年 复合树脂:5~12年
费用†	
每颗牙250~950美元	金:950~1950美元 瓷:850~2200美元 复合树脂:1100~4500美元
优点	
·美学效果(与牙齿颜色接近) ·绝缘(不传导冷热刺激) ·1次就诊,即可完成 ·粘接固位力强 ·比全冠和嵌体修复便宜 ·磨除牙体组织少,属于微创治疗	·适合大面积窝洞的修复 金: ·修复体寿命最长 ·硬度与天然牙接近,与天然牙磨耗程度相近 ·不会折断 瓷: ·美学修复(与牙齿颜色接近) ·强度高于后牙树脂 ·与牙齿有良好的粘接 ·不着色 ·绝缘 复合树脂: ·比其他两种修复方式便宜
缺点	
·价格高于银汞合金充填 ·容易磨耗 ·易着色、碎裂或折断 ·可能比银、金和瓷的使用寿命短 ·不适合大的龋洞	·价格高于银汞合金修复 金: ·显露出金属的颜色 ·需要2次就诊 ·非绝缘(可传导冷热刺激) 瓷: ·有折裂的可能 ·需要2次就诊(除非在诊所内采用椅旁设备进行设计和制作) ·可能磨耗对颌的正常牙齿 复合树脂: ·磨耗快

*这个数据是基于笔者的临床经验,并结合了3所大学的研究成果以及保险公司的评估标准。由于每个人牙齿情况不同,有许多因素会影响牙齿治疗的远期效果,而其中有些因素取决于您个人以及您的医生。

†根据牙科治疗的难度、患牙情况、患者的牙病以及系统病史、期望值、牙医的资质和美学设计水平的高低,治疗费用可能会有所不同。

†临时美学修复体需要额外付费。

3

瓷贴面	全冠修复
2次就诊；每次4小时	2~3次就诊；每颗牙1~2小时
· 在清洁牙齿的时候，要避免超声刮治和喷砂处理 · 每天刷牙和使用牙线 · 使用含氟牙膏和牙医推荐的漱口水 · 减少进食精制糖果和黏性大的奶糖等食物	· 每天刷牙和使用牙线 · 使用含氟牙膏和牙医推荐的漱口水 · 减少进食精制糖果和黏性大的奶糖等食物
可以获得良好的美学效果，但有可能随着基牙颜色变深而最终呈现更深的颜色	可以完美地解决牙齿大小、形态和色泽的问题
5~12年	5~15年
每颗牙950~3500美元[‡]	每颗牙1000~3500美元[‡]
· 与釉质粘接性能良好 · 相对于全冠修复，磨除牙体组织少 · 可以改变牙齿的颜色 · 与树脂充填体相比不易着色	· 可以改变牙齿的形态 · 有可能在一定程度上改善牙齿的排列和整齐程度 · 可以是全瓷冠 · 可以达到最佳的美学效果
· 如果贴面折断或碎裂，则很难修复 · 如果大量釉质被磨除，属不可逆的治疗 · 着色会发生在牙齿与瓷的接缝处 · 不能够采用漂白改变颜色	· 可能折断 · 操作中需要麻醉 · 需要磨除大量的牙体组织 · 价格高于银汞合金修复 · 如果粘接剂溶解老化，有发生牙齿龋坏的风险

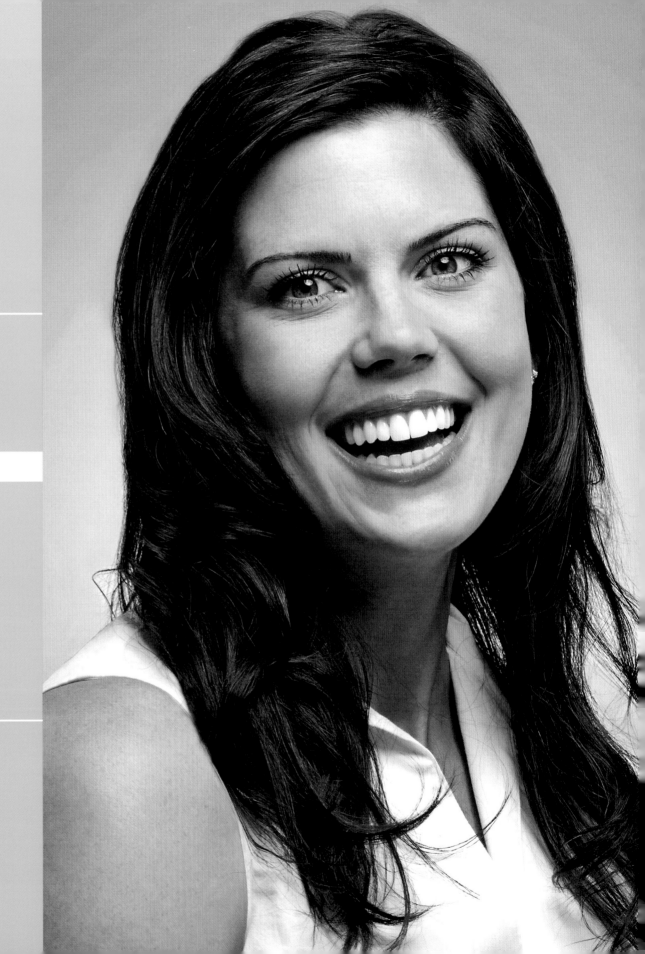

4

FIND OUT . . .

修复牙齿缺损的方法

获得美丽牙冠的秘密

如何恢复缺失的牙齿

如何预防牙齿折裂

修复缺损
Cracking Down

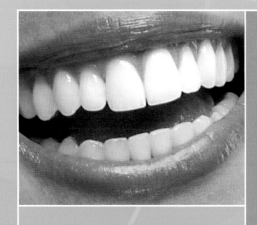

为什么要修复缺损的
牙齿

很多人没有意识到不及时修复折裂、破损的牙齿所导致的后果，或者担心牙齿修复后不能像天然牙一样美观实用，而延误治疗。这一章的内容将为您答疑解惑。

有缺损的牙齿经过治疗和修复后可以获得新生，甚至更棒！这里有几种治疗方式可供选择。您对这些内容了解得越多，就越有可能获得满意的治疗效果。

牙齿折裂
不尽相同!

当牙齿碎裂或者折断时，首先要确认牙髓（牙齿有活力的内部组织）是否被损伤。如果折断的牙齿出现敏感、疼痛或者不适，那可能是牙髓暴露了。余留牙体组织的量和牙髓的活动状态最终决定应该采取何种治疗方案修复缺损的牙齿。

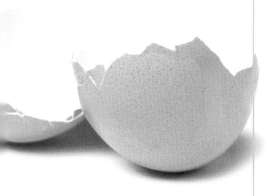

微笑101 您的牙齿折裂是哪种类型？

轻度折裂

轻度折裂，例如牙齿的切缘有小的缺损，通常很容易修复。如果受损的牙齿长度足够，通过调整患牙的形态就可以得到良好的美学效果，邻牙也可以进行轻度调整以达到整体的和谐美感。酸蚀粘接技术也可以很好地修复此类缺损。轻度折裂的患牙尽量不要用全冠修复。请记住，尝试能够保留牙齿颜色、形态和活力的简单治疗方案往往是最佳选择，或者至少需要首先尝试。

烤瓷冠的折裂

烤瓷冠折裂现象也时有发生。请关注您的金属烤瓷冠边缘是否出现龈缘发黑的现象。如果是，说明全冠边缘出现瓷层折裂或者牙龈退缩。在龈缘处的瓷折裂会削弱原修复体的强度，而造成进一步的破坏，并最终导致整个全冠需要重新制作。如果能够早期察觉到这些微小的折裂，就可以仅仅通过抛光瓷折裂部位或树脂粘接修复的方式进行修补。

重度折裂

重度折裂通常由外伤导致，最好的治疗手段是最大限度减轻患牙的承受力量。牙医会采用松牙固定的方式将患牙和相邻牙粘接固定在一起，减少患牙的移动和受力以便其恢复，同时严密观察该患牙是否有牙髓损伤的问题。如果牙齿发生重度折裂，即使无明显疼痛症状，也应该立即就诊治疗。牙髓损伤的唯一表现往往是牙齿变得灰暗，失去光泽。这时应及时接受根管治疗，去除坏死的牙髓。随后，因为大部分天然的牙齿结构已经丧失。所以需要选择全冠修复的方式恢复牙齿的形态和色泽。如果牙齿在龈缘处折裂，牙医可能会建议您进行牙龈美学手术，从而暴露更多的牙根部，这样做有助于保留折裂牙，并用新全冠进行修复。

牙根纵折

一般情况下，牙根纵折的牙齿无法保留，拔牙似乎是唯一的选择。然而在任何牙齿被拔除前，都需要考虑保留牙齿的可能性。尽量保留牙体组织和保持牙列完整是口腔治疗的目标。如果患牙已确认无法保留，可以考虑拔牙后即刻种植的可能性。

即刻美学修复 » 这是一位45岁的中年女性，她右上中切牙折断后需要立即修复。树脂美学修复技术是最快速有效的治疗手段。可以看到修复后患牙的形态和光泽非常自然。

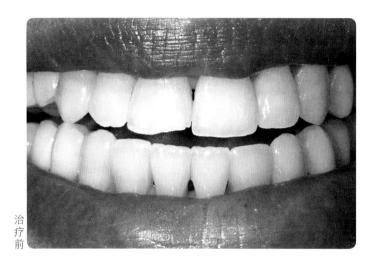

治疗前

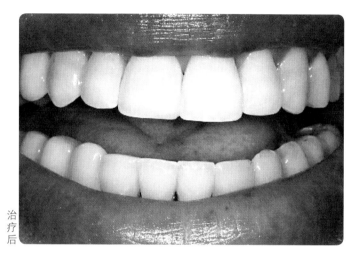

治疗后

专家建议 预防重于治疗！

别忘记您的防护牙套

尽管牙齿折裂通常难以预料，但是喜欢运动的人们却可以防患于未然。如果您或身边的亲朋好友喜欢参加对抗性强的体育运动，请向牙医咨询防护牙套。如果正确设计和佩戴防护牙套，可以大大降低牙齿折裂的风险。

小心牙齿隐裂

另一个能有助于预防牙齿折裂的方法是，请牙医采用口腔内窥镜给牙齿做全面检查，找出潜在的隐裂纹。如果这些裂纹与旧充填体有关，最好立刻替换旧的充填体以消除裂纹，从而防止裂纹进一步扩展而导致牙齿折裂。在完成治疗前，要小心避免使用这些脆弱的牙齿咀嚼硬物。很多患者的牙齿是在咀嚼坚果、黑莓或者其他带籽的、硬的食物时折断的，而通常情况下这些牙齿在折裂前就已经存在微小的隐裂纹了。

解决方案1 美学塑形

有无简单易行的
解决方法?

对于有轻度折裂和小缺损的患牙，采用美学塑形的修复方式是理想的选择，因为治疗过程无须麻醉，对牙体的磨除量也很少，只要微创调节牙齿断面的形态，抛光粗糙的边缘即可完成。1次就诊即可完成，不需要其他后续治疗，节省时间，费用低廉。

is COSMETIC CONTOURING
RIGHT FOR ME?

美学塑形适合我吗?

美学塑形可以低成本、微创地修复有小缺损或轻度断裂的牙齿。美学塑形在以下这些情况是最好的选择：

- 牙齿的折断或缺损较轻微。
- 希望花费最少的时间和费用。
- 牙齿拥有足够的长度，即使塑形后，牙齿看起来也不会显得太短、苍老和/或过度磨耗。

微笑 101 美学塑形让牙齿锦上添花！

尽管在一些病例中，仅用美学塑形治疗就可以达到理想的效果，但是这种方法与其他美学治疗手段联合使用也是很有价值的。例如，当您有一颗或多颗牙接受过树脂、瓷贴面或全冠修复，牙医就可以参考这些修复后的牙齿对邻牙或对颌牙进行美学塑形，帮助您呈现更迷人、更和谐的笑线。另外，正畸治疗后也可以配合美学塑形对牙齿形态进行最后的润色调整。

4

浑然天成 » 这是一位23岁的女性，她在咬硬物时，上前牙发生微小断裂，导致切端缺损。她不接受磨除更多牙釉质的治疗方法，如瓷贴面和全冠，也不能接受需要定期维护的树脂修复。由于2颗中切牙相对较长，最后决定采用美学塑形的方法对2颗中切牙进行形态调整作为获得理想牙齿形态的治疗方案。

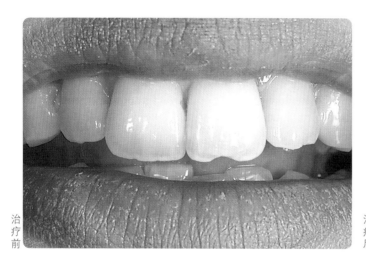

治疗前

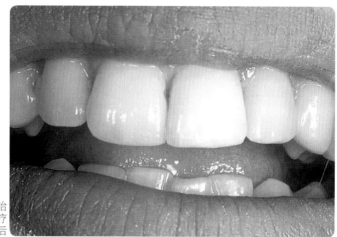

治疗后

您应该了解哪些知识

不恰当的美学塑形会使您的笑容显得苍老

美学塑形不适用于太短的牙齿。如果缺损的牙齿被磨平，它的邻牙通常也需要调整形态来配合磨平的牙齿，这样使得整条笑线变得平缓（当牙齿随着年龄的增长发生磨耗时，也会出现同样的情况）。这样的结果可能会让您显得苍老。对待类似这样的病例，使用树脂粘接修复或聚合瓷修复是更好的选择。何必要给笑容增添岁月的痕迹呢？

解决方案2　树脂粘接

树脂粘接能改善笑容吗？

过去，通常采用全冠修复或者美学塑形来修整牙齿的微小缺损。然而随着粘接技术的发展，利用简单的树脂粘接技术就可以恢复缺损牙的天然形态和色泽，甚至比原来的牙齿更漂亮！与全冠和贴面技术相比，这种修复方式更便宜，单颗牙齿的治疗时间通常不会超过1小时。

▶ 如何完成
见第229页

4

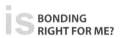 **is** BONDING RIGHT FOR ME?　　　**树脂粘接适合我吗?**

树脂粘接非常适合恢复牙齿的美学形态，同时不破坏笑线。但是树脂容易着色是其主要缺点，所以每5~8年需要重新修复。如果您牙齿的结构是完整的，使用改良的粘接材料能提高修复体的强度，延长使用寿命，延缓着色并持续数年。如果您的牙齿曾经因制作全冠被磨除过，就不再适合树脂粘接了。如果是以下这些情况，树脂粘接是您最好的选择：

- 牙齿折裂面积较大或牙齿太短，不适合做美学塑形。
- 断裂情况复杂，需要紧急修复。
- 希望价格相对便宜而且不愿磨除牙齿做全冠修复。

保持年轻的笑容！ » 这位18岁的模特右上中切牙横向折断。对于这个病例，我们有两种选择：对右上中切牙进行美学塑形，或对右上中切牙进行美学树脂修复。磨除长的牙齿会改变笑线，使笑容显老。因此，用复合树脂修复右上中切牙是更加理想的治疗方案。

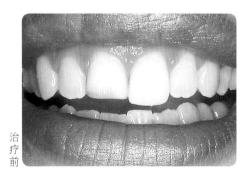

治疗前

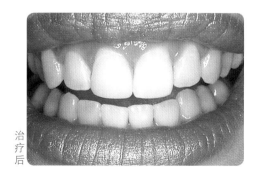

治疗后

保持简单 » 这是一位17岁的学生兼模特，她在游泳池旁边摔断了2颗上前牙。尽管牙齿非常敏感，但是牙髓并没有暴露。牙医在非麻醉的状态下对缺损的牙齿进行形态调整和树脂粘接修复。治疗5年后复诊，修复的患牙依然完好如初，除了需要更换新的树脂材料，无须其他治疗。

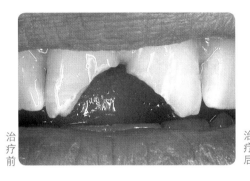

治疗前

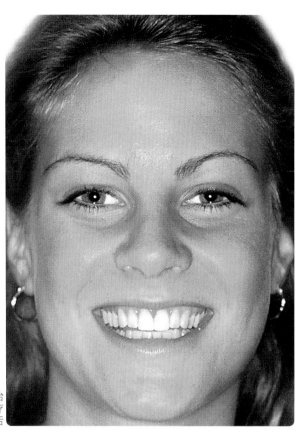

治疗后

树脂粘接可以挽救您的牙齿

对于复杂的牙折裂，树脂粘接可以作为临时的修复方法。牙医使用安抚剂和粘接材料立即封闭暴露的牙髓，或许可以帮助您保留牙髓活力。在任何时候，都应该尽可能地使用这种技术来保留牙髓活力，特别是在前牙区。

微笑 101 树脂粘接：保守选择

树脂粘接的优势在于只需少量甚至无须磨除牙齿，就可以通过粘接将树脂材料固定于牙齿的牙釉质和牙本质上。也是这个原因，树脂粘接成为美学牙科修复中最常用的方法。

解决方案3　瓷贴面

什么是瓷贴面？

尽管树脂粘接修复比瓷贴面更快捷、更省钱，但是如果您的邻牙已经用瓷修复体修复过，那么您折断的牙齿也需要用瓷进行修复。用同一种材料修复相邻的牙齿，看起来更加和谐、美观。如果需要修复的牙齿较多，瓷贴面和全冠修复是最佳选择。

▶ ─┤ 如何完成
见第230～231页

多颗牙瓷贴面的美学修复 » 这是一位21岁的大学生，他因外伤导致多颗前牙折裂。治疗方案包括首先通过树脂粘接恢复牙齿形态，随诊1年，观察患牙的牙髓恢复情况以及是否需要进行根管治疗；同时，漂白下牙；最后采用瓷贴面替换了临时的树脂粘接修复材料，见下图。为了防止熟睡时紧咬牙或磨牙症导致瓷贴面折裂，患者睡前需要佩戴𬌗垫。

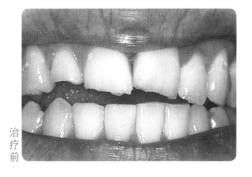

治疗前

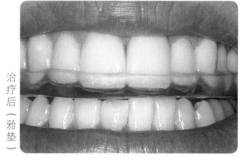

治疗后（𬌗垫）

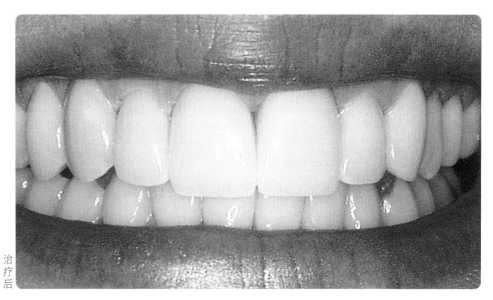

治疗后

4

are CROWNS RIGHT FOR ME?

全冠修复适合我吗?

如果牙齿折断后剩余的牙齿组织较少，全冠修复是最好的美学修复选择，适用于以下情况：

- 牙齿损失的结构太多，不能进行美学塑形或树脂粘接修复。
- 愿意花更多的时间和费用来实现完美的修复。
- 期望通过改善牙齿的形态和色泽获得美学效果。

全冠修复的 最佳适应证 是什么?

当前牙重度折裂或存在大面积缺损时，全冠修复是最佳选择。当后牙发生折裂时，也最好进行全冠修复。为了防止牙髓暴露、保护有活力的牙髓，有些牙齿也需尽快采用全冠修复。

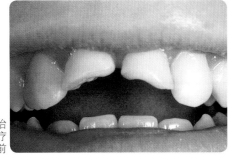

治疗前

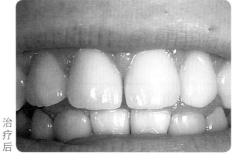

治疗后

珍惜您的每一颗牙齿 » 这是一位12岁女孩，她被转诊到口腔外科准备拔除折裂的两颗上前牙。幸运的是，外科医生检查后认为患牙可以保留。通过完善的根管治疗后，将两颗金属桩嵌入牙体，然后再用全冠进行修复，最终使两颗患牙重获新生。绝对不要认为所有的重度折裂牙都需要拔除，在某些情况下是可以保留的。

▷┤ 如何完成
见第232～237页

能否获得逼真的全冠? » 这是一位19岁的学生，她的两颗上前牙重度折裂，伤及牙髓。通过根管治疗、桩冠修复后，牙齿的形态、质地以及色泽都得到了完美的恢复。

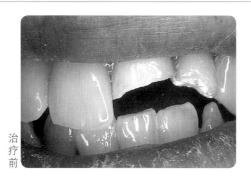

治疗前

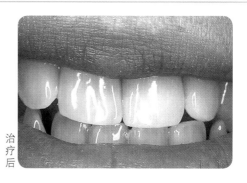

治疗后

哪种方案最适合您?

美学塑形	树脂粘接
治疗时间	
每次15~60分钟	每颗牙齿1小时
日常维护	
每天刷牙并使用牙线	·每年专业洁牙3~4次 ·避免咬硬的食物和冰块,认真使用牙线 ·必要时请口腔医生抛光或者重新修复 ·每年接受涂氟治疗
治疗效果	
治疗完成后牙齿立即变整齐	大多数折裂和缺损很容易修复
疗效维持时间 *	
无期限	5~8年,每隔几年进行一次专业维护
费用 †	
每颗牙200~2500美元	每颗牙350~1800美元
优点	
·无须麻醉 ·永久的效果 ·不需要维护 ·最保守的治疗方法 ·最快的方式	·无须麻醉 ·需要少量的磨除牙齿 ·即刻修复 ·牙齿可以变得亮白 ·比瓷贴面和全冠修复便宜
缺点	
·过多的调整会影响笑线 ·牙齿磨除量受咬合状态的影响 ·少数病例会产生敏感	·可能缺损或着色 ·美学寿命有限 ·重度折裂牙的修复效果可能不佳

*这个数据是基于笔者的临床经验,并结合了3所大学的研究成果以及保险公司的评估标准。由于每个人牙齿情况不同,有许多因素会影响牙齿治疗的远期效果,而其中有些因素取决于您个人以及您的医生。

†根据牙科治疗的难度、患牙情况、患者的牙病以及系统病史、期望值、牙医的资质和美学设计水平的高低,治疗费用可能会有所不同。

†临时美学修复体需要额外付费。

4

瓷贴面	全冠修复
2次就诊，每颗牙齿至少1小时	修复1~4颗牙齿通常需要2次就诊，每次需要1~4小时（治疗的牙齿越多或进行其他治疗，时间就越长）
·每年需要专业洁牙2~4次 ·避免进行超声洁治以及喷砂 ·特别注意不要咬硬物。尽量使用后牙咀嚼，避免贴面受力 ·每年接受涂氟治疗	·避免咬硬的食物或冰块 ·每年接受涂氟治疗 ·每天刷牙和使用牙线 ·掌握正确的刷牙方式，避免因牙龈退缩使全冠边缘暴露
折断的牙齿可以得到修复甚至比之前更美观	严重折断的牙齿可以得到修复并且可以按照需要重塑外形
5~12年	5~15年（与牙折裂程度、牙周状态以及龋坏有关）
每颗牙950~3500美元[+]	每颗牙950~3500美元[+] 由于需要做到与邻牙完美匹配，前牙花费可能更多
·比树脂粘接修复更稳定 ·可以改变牙齿颜色 ·与釉质粘接效果好 ·龈缘与瓷的相容性好 ·可以多颗牙进行瓷贴面治疗，整体改善笑容	·牙医可以借此修复缺损和折断的牙齿 ·可以选择任何色阶使牙齿变得亮白 ·在一定程度上可以重新排齐牙齿
·比树脂粘接修复价格更高 ·如果贴面折断或者缺损很难修复 ·牙齿邻面可能出现着色，这取决于贴面预备的方式 ·预备过程中去除的釉质不可恢复 ·通常需要麻醉	·可能折断 ·需要麻醉 ·牙齿外形被改变（大量的牙釉质被磨除） ·不是永久性修复方式 ·价格明显高于树脂粘接修复

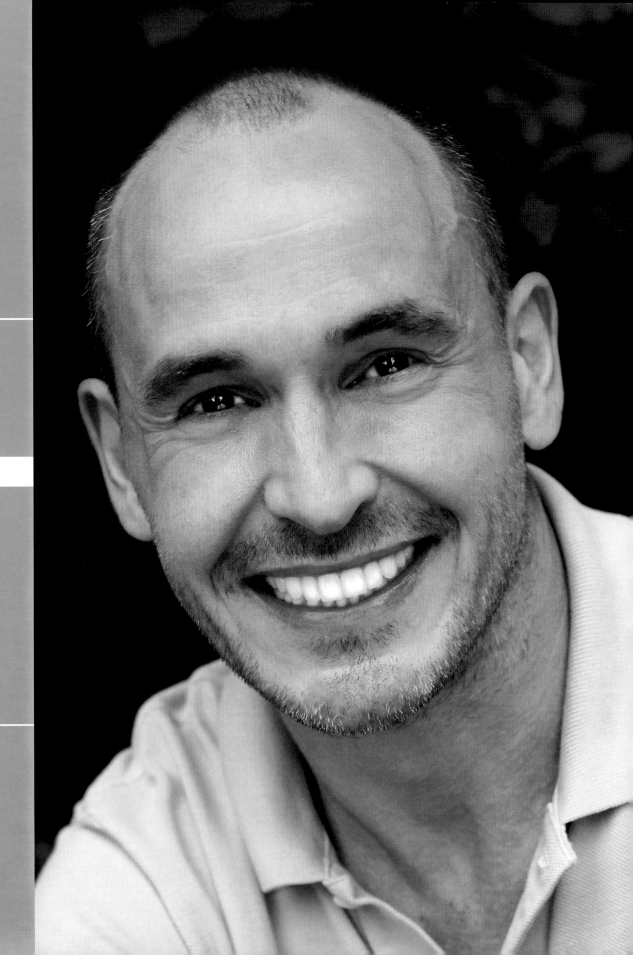

5

关注牙缝
Mind the Gap

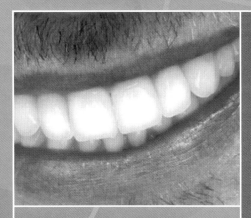

消除牙齿之间的缝隙，实现彻底转变

很多人都没有意识到前牙之间的缝隙对容貌的影响。有这样一个故事，一位男士在他40岁的时候关闭了上前牙之间的缝隙。在戴上全冠1周后，他说："我的朋友中有人认为我换了新发型，有人认为我做了整容手术。他们没有意识到唯一的变化仅仅是我前牙之间的缝隙不见了。"类似的事情时常发生。这是为什么呢？原因是人们第一时间所看到的是一个人的完整容貌而不是牙齿之间的缝隙。

如果您有类似让您烦恼的牙缝，而迟迟没有治疗的原因是您被告知要关闭这些牙缝需要接受长达数年的正畸治疗，那么本章对您有所帮助。除了正畸治疗，牙缝还可以通过树脂粘接、瓷贴面或全瓷冠来进行纠正。然而当人们意识不到您究竟有哪些变化时，您不必惊讶。您要坦然地接受类似的评价："您看起来棒极了！"

什么原因 导致了牙缝？

牙缝通常是由遗传因素引起的，但也可以由一些个人习惯，如吐舌或不良的舌运动及吞咽动作造成。被牙龈覆盖的牙槽骨发生吸收不仅可以导致前牙牙齿产生缝隙，也可以导致后牙缺失，并迫使患者只能使用前牙进行咀嚼，加速前牙的移位。根据牙缝形成的不同原因，有不同的治疗方案。

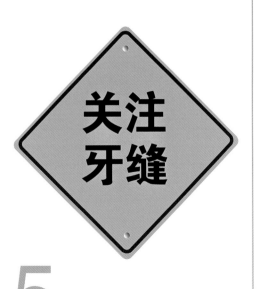

微笑 101 谨记以下3点！

有几种办法可以用来关闭难看的牙缝。选择哪一种，取决于牙缝产生的原因、牙缝的大小、牙缝所在位置以及相邻牙齿的状况。与此同时，治疗的费用和个性化需求在选择治疗方案时也需要重点考虑。纠正牙缝问题通常有3种途径，往往选择其中1种即可：

· 通过正畸治疗重新排列牙齿。当牙齿健康并且形态良好时，正畸是最理想的治疗手段，不仅可以重排牙齿的位置，也不会损伤牙釉质。其他治疗手段比如全冠修复，需要牺牲健康的牙体组织来达到美学矫治修复的效果。

· 通过树脂粘接、瓷贴面或全冠修复来改善牙缝。人们通常希望治疗效果立竿见影。在这种情况下，采用树脂粘接或瓷材料进行修复不失为一种解决方法。针对有些特殊的病例，如果结合多种治疗方式，可以达到最好的治疗效果。

· 拔牙之后做桥体或者种植修复缺失牙。拔牙通常是迫不得已的治疗手段，我们不在本章中涉及。下一章会有更多的内容来讨论如何修复缺失牙。

当读完这章内容，在与牙医交谈时，您会更好地理解哪一种治疗最适合您。需要记住，关闭牙缝是治疗的目的，与此同时，要尽可能避免牙齿缺失和损伤牙体组织。

专家 建议 当务之急！

如果牙缝是由于牙周疾病所导致，在接受任何治疗前首先解决这个潜在的问题。

5

可去除的塑料覆盖修复体是由一层很薄的丙烯酸覆盖修复体或其他塑料制成的，与邻牙相匹配，用于遮挡牙缝的位置。这种修复体很容易就位，并且能够与邻牙紧密接触而保持在正常位置上。这种可去除的塑料修复体通常用在永久修复之前。一些模特、演员或者是那些不想采用全冠关闭牙缝的人们常常选择这样临时的修复方式。

从远处看覆盖修复体的效果尚可，而近距离观察就不那么令人满意了。由于需要在天然牙齿中粘接一大块塑料，为了舒适起见，技师就不得不把它做得尽量薄一些。

然而，由于塑料太薄，这种修复体很难产生自然逼真的效果，而且容易出现断裂和色素附着。此外，佩戴这种修复体影响进食。

不过，在某些情况下，可去除的丙烯酸覆盖修复体确实是理想的选择。它的优点在于价格低廉，能够较好地隐藏牙缝，尤其在拍照时。如果您要出席一些特殊场合及活动，或者只是想大概看看没有牙缝是什么样子，那就请牙医为您定做一副可去除的覆盖修复体吧！

特殊场合的笑容 » 这是一位52岁的女性，她希望关闭前牙牙缝，以免照相时会显露出来，但她并不想接受改变牙齿形态的修复或正畸治疗，也不希望永久性关闭牙缝。

可去除的覆盖修复体可以即刻关闭牙缝而不改变牙齿本身的结构。这种修复方式对后期再进行正畸或其他任何治疗没有任何影响。这种塑料材质修复体的缺点是很薄、易碎、容易折断。

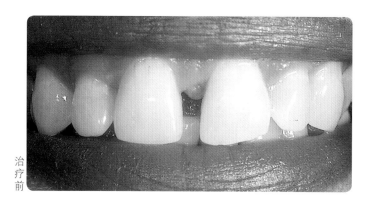

治疗前

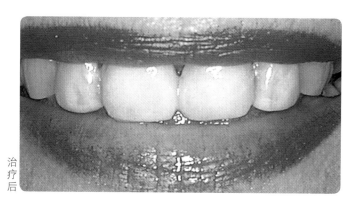

治疗后

解决方案1　正畸治疗

成人也能做
正畸治疗！

正畸治疗不仅仅适用于儿童和青少年。事实上，在接受正畸治疗的人群中，成人患者的比例超过20%。除了个别病例仅仅需要佩戴活动矫治器或保持器就可以完成治疗，其余大部分成人病例中，牙医们会采用透明的或者是与牙齿颜色相似的托槽替代传统的金属托槽，或使用透明的牙套（比如隐适美），以及隐藏在牙齿后面的舌侧托槽进行正畸治疗。

▷ 如何完成
见第243页

is ORTHODONTICS RIGHT FOR ME?

正畸治疗适合我吗？

正畸治疗是一种周期较长、相对安全保守的关闭牙间缝隙的治疗方法。新的隐形矫治技术可以避免佩戴传统托槽和钢丝带来的尴尬；然而，与其他治疗方式相比，正畸治疗确实需要花费更长的时间。如果符合以下情况，正畸治疗就是最好的选择：

- 期望接受相对安全保守的治疗方法，重点考虑费用的节省和牙体组织的保留。
- 愿意在治疗上投入时间。
- 不介意治疗过程中的美观问题。
- 能够接受长期在夜间休息时佩戴保持器。
- 除此之外，牙齿健康且形态良好。

> **专家建议** **不必等待！**
>
> 　　一个折中的方法是，可以考虑先利用几个月的时间将有牙缝问题的牙齿移动到一个更合适的位置（也许不是最理想的位置），然后采用树脂粘接或贴面技术，在牙齿位置有所改善的基础上进行美学修复，这样做的目的是让修复的牙齿比例更协调。

5

您应该了解哪些知识

正畸治疗通常是最好的选择

从长远考虑，正畸治疗对于大多数患者来说都是最好的治疗方法。即使在后期仍需要采用全冠修复恢复形态，牙齿也应该先排列整齐。虽然正畸治疗需要定期复诊和不断调整（一般情况下，治疗过程需要持续6~24个月），但正畸治疗的优势在于可以保持天然牙的完整，并且几乎是一种永久性的治疗措施（尽管大多数病例需要患者长期佩戴保持器以防止牙齿移动返回原位）。相对而言，树脂粘接、瓷贴面或全冠修复通常都需要修补或定期更换。

与孩子使用的正畸托槽不同 » 这是一位网络电视记者，他的前牙存在一个很宽的牙缝。因为上镜会放大牙缝的缺陷，他急需关闭这个牙缝。另外，他的前牙不在正中间的位置上，偏离了中线。由于职业要求，他选用了与牙齿颜色相似的弓丝和陶瓷托槽。因为这些矫治器从远处看几乎隐形，观众甚至没有发现他正在做正畸治疗。经过历时18个月的正畸治疗之后他获得了赏心悦目的笑容。治疗的最后一步是通过复合树脂将前牙粘接固定在一起，从而防止牙缝的复发。请注意，没有人会留意到微小的中线偏离问题。正畸治疗不仅改善了他的笑容，同时也改善了他的咬合功能。

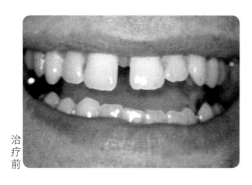

治疗前

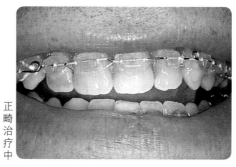

正畸治疗中

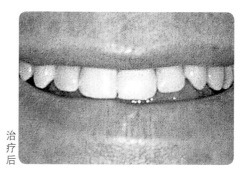

治疗后

如何实现
树脂粘接？

将复合树脂（一种高分子材料）应用于酸蚀处理后的釉质牙面上，通过增加牙齿的宽度来关闭牙缝。树脂粘接也可以用于临时性关闭牙缝，比如在试戴牙冠之前，或者在进行正畸治疗的过程中。这类治疗通常只需1次就诊，并且无须麻醉。

▷ 如何完成
见第229页

简单的方法，显著的疗效 » 这是一位29岁的销售主管，他因为很早之前缺失了一颗下前牙而导致牙齿移位，造成牙缝。在他说话或者微笑的时候，这个牙缝总会很明显。同时，他的上前牙边缘不齐，并且有一小块缺损。

通过1次就诊，牙医对他的上前牙和下前牙进行了复合树脂粘接修复和美学塑形，很大程度地提升了他笑容的魅力。虽然只有3颗下前牙经过树脂粘接修复，但是这3颗牙齿与其他牙齿很协调，所以视觉效果很不错。这个崭新的笑容为他带来了更好的工作机会和生活状态。研究表明，当人们充满自信的时候，人生观和获取成功的能力都会得到提升。

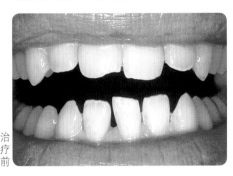

治疗前

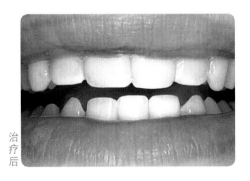

治疗后

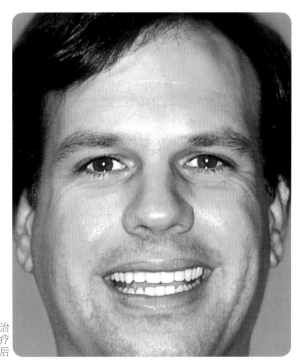

治疗后

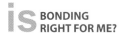

is BONDING RIGHT FOR ME?

树脂粘接适合我吗？

近年来，树脂粘接已被证明是关闭牙缝的有效手段。如果您符合以下情况，树脂粘接将是最佳的选择：

- 希望获得即刻的美学效果。
- 希望比贴面或全冠修复更便宜、牙齿损伤更小。
- 有其他需要通过树脂粘接修复的美学问题。
- 期望治疗是可逆的。

专家建议 不要局限于牙缝问题！

如果您计划采用树脂粘接关闭牙缝，也可以同时考虑修复如牙扭转、牙缺损等问题。如果有些牙齿颜色太深，树脂粘接在关闭牙缝的同时也能让牙齿变白。

树脂粘接带来崭新的笑容 » 这是一位报纸专栏作家，他的前牙牙缝很宽，这使她的前牙看起来"向外飘移"。她的尖牙牙尖低于中切牙的切端，从而导致笑线前高后低。同时，牙齿的颜色也很不均一，多数牙齿偏黄并伴有色素沉积。向外突出的右上尖牙把后面的牙齿完全遮挡住了。

微笑时露出的前牙都实施了美学树脂粘接修复。治疗完成后牙齿的颜色明亮，而且宽大的间隙也被关闭了。与此同时，牙齿形态变得更加修长，创造了看起来更年轻的美学笑线。采用美学塑形技术也有助于牙齿之间的比例关系更加协调。这位患者在一次就诊过程中完成了全部治疗。

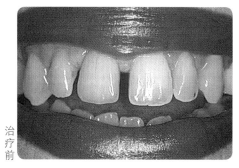

治疗前

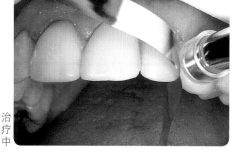

治疗中

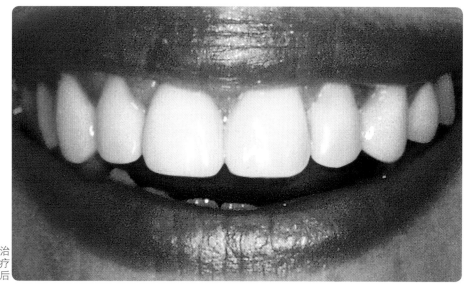

治疗后

预见崭新的笑容 » 这是一位28岁的女性牙医，很有魅力，她不喜欢微笑时显露的牙缝。采用美学设计的蜡型为她展示了树脂粘接修复、牙缝关闭后的效果。美学树脂直接修复技术让她仅仅一次就诊就获得了完全崭新的笑容。如今这位牙医用自己的切身体会来激励他人获得梦想的笑容。

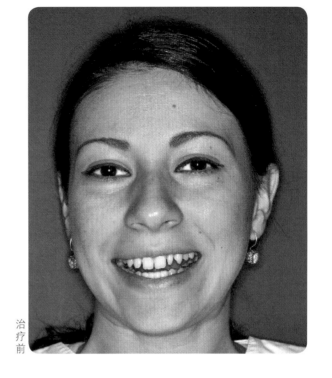

治疗前

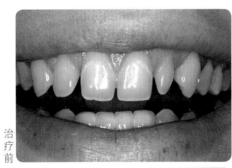

治疗前

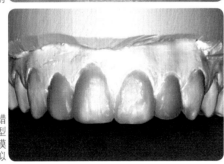

蜡型模拟

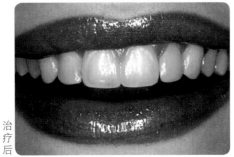

治疗后

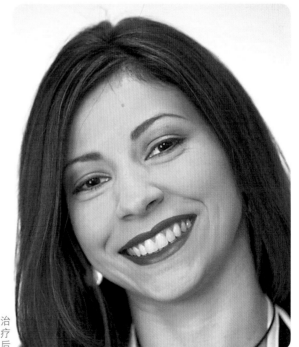

治疗后

5

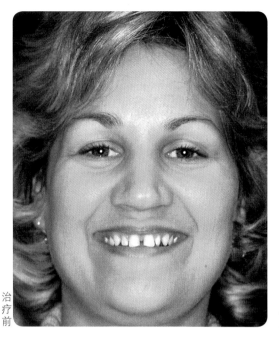
治疗前

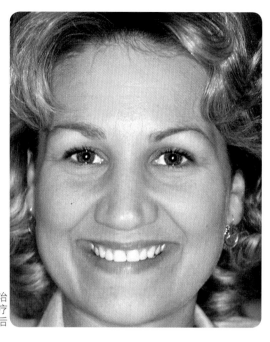
治疗后

小牙齿导致大牙缝 » 尽管可以通过正畸治疗关闭这位患者的牙缝，但是正畸的结果不会太理想，因为她的牙齿相对于她的面部而言太小了。经过一次性就诊治疗，牙医采用复合树脂粘接技术不仅关闭了她的牙缝，而且调整了牙齿的大小比例，使她的笑容更加迷人。对于牙齿过小导致的牙缝，树脂粘接是最理想的修复方法。然而，对多颗牙齿同时进行形态调整才能达到整体比例的协调，否则，仅仅加宽有牙缝问题的牙齿会使牙齿显得格外突兀。通过稍微延长牙齿或边缘处理得不太规则，可以减弱这种视觉效果。

只能对健康牙齿进行树脂粘接修复

在开始树脂粘接修复之前，必须先处理牙龈疾病或牙槽骨吸收的问题。唯一例外的是，松动的牙齿经过牙医确诊后需要首先采用树脂粘接夹板技术进行固定治疗。

微笑 101 可以预见新的笑容吗？

电脑成像系统可以模拟演示并帮助您了解有多少颗牙齿需要治疗以及治疗后的大概结果。如果电脑成像系统不能给您提供足够的信息，可以请牙医采用接近牙齿颜色的蜡质材料在您的牙齿模型上模拟出治疗后的形态，以便获得更直观的治疗效果。尽管蜡型和树脂粘接材料的反光度有明显区别，但是这个模拟的形态也能让您初步了解最后的效果。您也可以要求牙医将临时的树脂粘接材料直接应用在您的牙齿上，让您更直观地感受笑容是如何改变的。

治疗
须知

树脂粘接的牙齿需要护理

树脂粘接技术可以成功地应用在上牙和下牙。然而，树脂粘接修复后的牙齿与天然牙相比更容易发生缺损、折裂和着色问题，尤其是下前牙，更容易受到咬合力的影响。这也意味着在预期的使用寿命范围内，对树脂粘接修复体进行修补是正常的维护。如果您口内有树脂修复体，每年3～4次进行专业洁牙是必要的。即便如此，树脂粘接修复体也可能需要在5～8年内进行更换或修补。

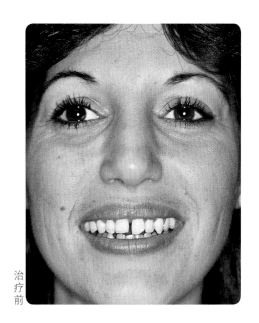

治疗前

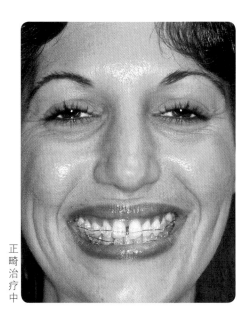

正畸治疗中

联合治疗获得理想的效果 » 这是一位33岁的美容师，她一直对自己前突的门牙和宽大的牙缝感到焦虑。使用陶瓷托槽的正畸治疗方法成功地将外突的前牙向内收回并关闭了牙缝。虽然正畸治疗已经让她的笑容很迷人了，但是联合应用美学塑形和树脂粘接让美学效果大大提升。想要获得最佳的美学效果，有时需要结合多种治疗方式。

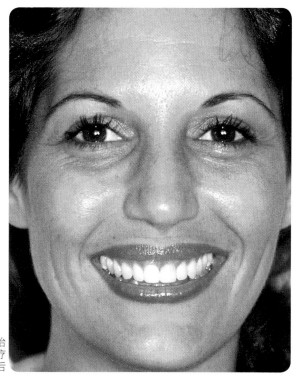

治疗后

5

are PORCELAIN VENEERS RIGHT FOR ME?　　**瓷贴面适合我吗**？

瓷贴面相对于树脂粘接而言，具备更加美观的效果。如果您符合以下情况，瓷贴面将是您最好的选择：

- 相比费用而言，认为美观更重要。
- 可以接受必要的牙釉质磨除。
- 既想避免树脂修复容易缺损的问题，又不愿意承担全冠修复所需的更高费用。

不仅仅是崭新的笑容 » 这是一位22岁的女服务生，她对自己的笑容感到尴尬，因而很少微笑，这种情况影响了她的社交活动和职业发展。在没有磨损牙体组织的前提下，制作了瓷贴面和树脂粘接固定桥（这种情况适用于牙齿太小需要对外扩展，或者同时存在多个间隙需要关闭）。治疗的结果让这位年轻女孩在容貌上经历了能够影响人生的彻底改变。作为一名在读的研究生，笑容的改变使她在商业领域的事业更加容易成功。

为什么瓷贴面价格较高？

尽管树脂粘接修复治疗是关闭牙缝最快捷的方法，但瓷贴面也是一种选择。尽管瓷贴面修复需要至少2次就诊，而且花费远远超过树脂粘接，但是这个技术最突出的优势在于可以精准地恢复牙齿的美学形态。当牙缝宽窄不一时，瓷贴面的效果尤其好。另外一个选择瓷贴面的理由是，与树脂粘接修复相比，瓷贴面不易着色。

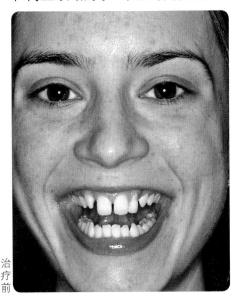

治疗前

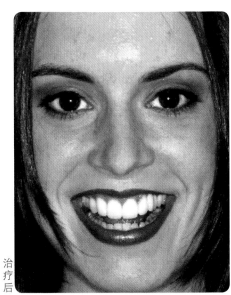

治疗后

▶ 如何完成
见第230~231页

解决方案4 全冠修复

are **CROWNS RIGHT FOR ME?**

什么时候 使用全冠修复?

虽然全冠修复可以像树脂粘接治疗一样关闭牙缝、改善牙齿的颜色，并且达到非常美观的治疗效果，但是在关闭牙缝时通常不被采纳，原因在于全冠修复需要在牙体预备过程中切削大量的牙体组织。相反，在牙齿损伤严重的情况下，全冠修复就是非常理想的选择。

> 如何完成
> 见第232～237页

全冠修复适合我吗?

一般情况下，关闭牙缝应首选微创的方法（如树脂粘接修复或者正畸治疗）。然而在以下情况，全冠修复是最好的解决方式：

- 牙齿缺损严重。
- 牙齿外形和排列需要大幅度调整。
- 可以承受高额的花费，并接受牙体预备时部分牙体组织被磨除。

治疗须知

全冠修复

相比于树脂粘接和瓷贴面，全冠修复花费的时间较长和费用较高，但效果更加稳定，不易产生缺损。尽管如此，牙冠寿命有限，仍有可能需要在5～15年之内重新更换。

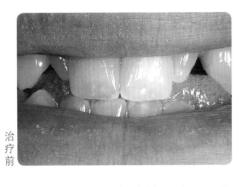
治疗前

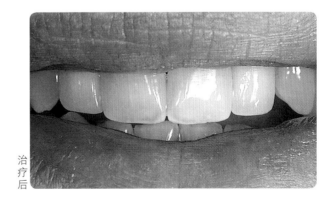
治疗后

牙齿的大小很关键 » 这是一位35岁销售员，其侧切牙是锥形的，导致他微笑时露出很大的牙缝。他总是为此感到尴尬，笑不露齿。通过全冠修复侧切牙后，他的笑容有了很大的改观。在类似的情况下，瓷贴面或复合树脂粘接通常作为更保守的治疗方式来改善牙齿的外形。

您应该了解哪些知识

小牙缝比大牙冠要好看一些吗？

由于有些病例需要修复的牙缝特别大，患者更倾向于接受在两个全冠修复体之间留下一个不明显的牙缝。如果为了把牙缝完全关闭而把牙冠做大，会使做好的牙冠看上去不自然，而且与其他牙齿的比例不协调。这种情况下，最好能够在全冠修复之前，先通过正畸治疗适当关闭牙缝。另外一种选择就是在治疗方案中将更多的牙齿纳入治疗范围，从而在关闭牙缝的同时，建立牙齿之间更好的比例关系。

过大的牙冠：弊大于利 » 当这位年轻的女士微笑时，两个超大的牙冠映入我们的眼帘（这两个牙冠是为了掩盖两颗前牙间的大牙缝）。去掉这两个超大牙冠，通过正畸治疗适当调整两颗前牙的位置，再利用新的陶瓷冠进行修复，她的笑容看上去棒极了！

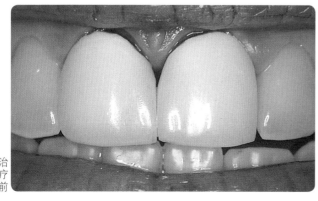

治疗前

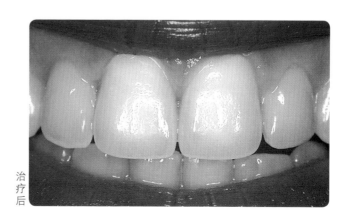

治疗后

哪种方案最适合您?

正畸治疗	树脂粘接
治疗时间	
大部分患者需要6~24个月	1次就诊即可完成，每颗牙1~2小时
日常维护	
· 每天刷牙并使用牙线 · 每年专业洁牙3~4次 · 夜间佩戴保持器，至少每周要戴几个晚上 · 每天使用冲牙器彻底地清洁	· 每年专业洁牙3~4次 · 避免用前牙啃咬或咀嚼坚硬食物 · 每天刷牙并使用牙线 · 必要时请牙医抛光或修补
治疗效果	
关闭牙缝	可以关闭大多数牙缝，并且看起来很自然
疗效维持时间*	
通常来说如果每周至少几个晚上佩戴保持器，效果是永久的	每隔几年进行专业的维护，可使用5~8年
费用†	
根据涉及的牙齿数量和矫治器，每颗牙1550~7500美元	每颗牙350~1800美元
优点	
· 关闭牙缝 · 如果能够很好地佩戴保持器，对大多数人来说效果是永久的 · 不需要磨削牙体组织 · 也许是最省钱的选择	· 可以做到微创或无创不磨牙 · 无须麻醉 · 治疗可逆 · 比全冠修复和瓷贴面花费更低 · 可改善牙齿颜色
缺点	
· 费时 · 如果不佩戴保持器，牙齿可能会移动回到原来的位置 · 在治疗期间牙齿卫生维护相对困难	· 比全冠修复和瓷贴面更易着色 · 美学寿命相对较短 · 当合理分配关闭的间隙时可能需要同时治疗相邻牙齿 · 从视觉上和感觉上，牙齿可能会变厚

*这个数据是基于笔者的临床经验，并结合了3所大学的研究成果以及保险公司的评估标准。由于每个人牙齿情况不同，有许多因素会影响牙齿治疗的远期效果，而其中有些因素取决于您个人以及您的医生。

†根据牙科治疗的难度、患牙情况、患者的牙病以及系统病史、期望值、牙医的资质和美学设计水平的高低，治疗费用可能会有所不同。

‡临时美学修复体需要额外付费。

5

瓷贴面	全冠修复
需要两次就诊，每次1~4小时（需要治疗的牙齿越多，需要的时间越长）	需要2次就诊，每次1~4小时（需要治疗的牙齿越多，需要的时间越长）
·每年专业洁牙3~4次 ·在啃咬或者是咀嚼坚硬食物的时候，需要格外小心。尽量使用后牙，避免瓷贴面受到扭力	·避免用冠啃咬或咀嚼坚硬食物 ·每年涂氟治疗 ·每天刷牙并使用牙线
关闭牙缝的同时，牙齿显得亮白、自然	通过改变牙齿形态关闭间隙的最佳方法
如果仔细保护可使用5~12年	5~15年（与全冠折裂、牙龈问题和龋齿相关）
每颗牙950~3500美元‡	每颗牙950~3500美元‡
·关闭缝隙的同时，达到牙齿比例协调 ·与树脂粘接治疗相比，不易脆裂和着色 ·不容易失去光泽 ·与全冠相比，瓷贴面牙体组织磨除的量较少 ·比树脂粘接效果持久 ·陶瓷材料与牙龈组织生物相容性好 ·可改善牙齿颜色	·可以美学关闭间隙 ·牙齿可以做到很亮白 ·可以改善牙齿扭转，排齐牙列 ·寿命是树脂粘接的2倍 ·陶瓷材料与牙龈组织生物相容性好 ·可改善牙齿颜色
·比树脂粘接治疗费用高 ·瓷贴面如果破损很难修复 ·釉质磨除是不可逆的 ·不适合咬合紊乱的病例	·可能会折裂 ·需要麻醉 ·须磨除较多牙体组织 ·5~15年后可能需要更换新的全冠 ·比树脂粘接治疗费用高

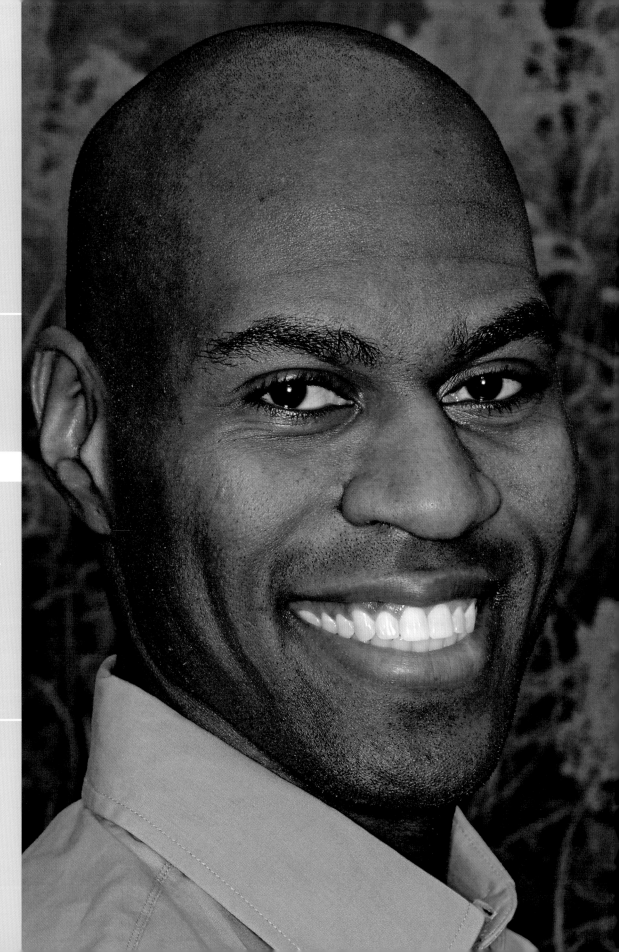

6

FIND OUT . . .

为什么修复缺失的牙很重要

如何重新获得年轻的笑容

种植牙是否适合您

失而复得
Lost and Found

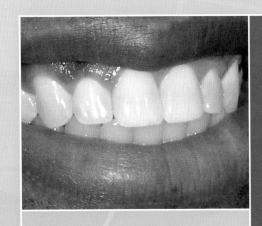

缺失的牙让笑容变丑

　　不要低估每一颗牙齿对于美丽容貌的价值，即使是后牙，也不可小觑。缺失牙的间隙可能不会在微笑时暴露，但仍会导致一系列的口腔问题。例如，牙齿缺失将导致咬合力发生角度的改变，促使前牙外突，产生牙齿之间异常的间隙。异常的咬合也将导致颜面部轮廓的塌陷。缺失后不进行及时修复的牙齿数量越多，出现奇怪的面部皱纹的现象就更严重，造成与实际年龄不相符的早衰容貌。只有口腔内位置最靠后的磨牙（智齿）缺失时，才不需要修复。

　　当您缺失了一颗或多颗牙齿时，有以下4种可供选择的修复方法：固定桥、活动桥、全口义齿或种植牙。根据实际情况选择合适的修复方案，缺失的牙齿都可以被修复。

固定桥

固定桥（又称为固定局部义齿）通常用于修复缺失牙和牙龈组织。固定桥修复体需要用永久性粘接剂粘接在缺失牙相邻的牙齿上，从而获得稳定的固位。冠内层的材料可以使用陶瓷或金属，而外层的材料通常是陶瓷。

▷ 如何完成
见第238～239页

专家
建议 考虑您的身高！

如果您比普通人要高一些或者矮一些，全瓷的固定桥或许是最好的选择。如果是采用金属烤瓷桥，烤瓷桥内侧的金属边缘很容易被旁人从较高或较低的视线角度发现。

6

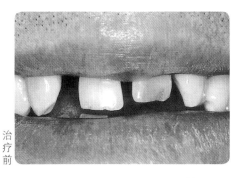

治疗前

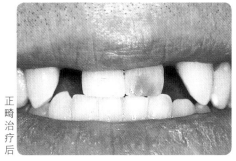

正畸治疗后

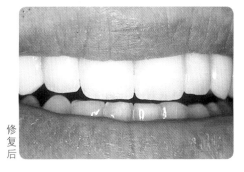

修复后

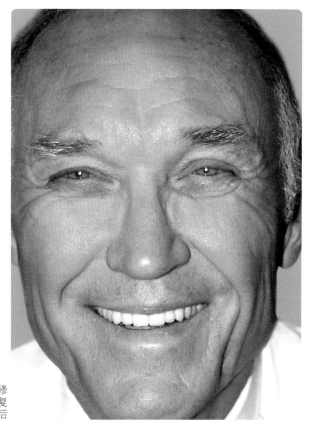

修复后

需要考虑的不仅仅是固定桥 » 这是一位50岁的男士，他想要改善外表，然而双侧的侧切牙缺失以及不规则的牙缝决定了单独采用某项修复技术是不可能实现这一目标的。患者首先接受了为期16个月的隐形托槽正畸治疗，为修复上前牙缺失预留了合适的空间。最终的修复方案是通过固定桥和瓷贴面恢复了上牙列的完整和美观，同时对下牙实施了美白治疗。多个专业的联合治疗最终为患者创造了匀称美观的牙齿形态和排列以及良好的咬合功能。

A FIXED BRIDGE RIGHT FOR ME?　固定桥适合我吗?

通常情况下,当一颗或多颗牙齿缺失,而且缺失部位的牙槽骨骨量足够时,种植牙往往是最好的选择。然而,如果您符合以下情况,固定桥将是最好的选择:

- 有费用支付问题或健康方面的因素导致您不能接受种植牙。
- 希望修复体比活动桥寿命更长、更加美观舒适。
- 不介意缺失牙相邻的牙齿被套上全冠作为桥基。

治疗 须知

戴上固定桥后,使用牙线的方法需要改变

我们需要记住一件重要的事情,即修复缺失牙的固定桥是粘接在缺失牙两侧的基牙上,形成相连的整体。这就意味着组成固定桥的全冠之间没有牙线可以通过的邻接面。取而代之的是,我们需要采用牙线穿引器引导牙线穿过桥体的下方位置来清洁缺失牙部位以及相邻的基牙。

微笑 101　固定桥看起来能有多自然?

在制作固定桥时,牙医们所面临的最大的美学挑战就是让假牙看起来自然。将桥体的义齿制作成看起来像是从牙龈上自然萌出的而且彼此独立的状态其实是不容易的。无论是技术娴熟的牙医还是技师,都会偶尔在遇到这样的问题时力不从心。

您应该了解哪些知识

金属内冠与陶瓷内冠

瓷粉可以熔附在贵金属或者非贵金属上。贵金属,比如黄金,通常价格昂贵,非贵金属虽然便宜,但容易变色。在瓷粉没有完全覆盖到的金属内冠边缘如果发生变色,会在靠近牙龈的部位产生一条淡黑色的线。氧化锆或者一些质地坚硬、与牙齿颜色相近的陶瓷材料可以替代金属材料并提供更好的通透性和自然效果。这些新型的全瓷固定桥更坚固,也更美观。

您应该了解哪些知识

常规固定桥

优点

▶ 持久

▶ 容易清洁

▶ 改善咬合功能

▶ 有助于预防邻牙和对颌牙的移位

缺点

▶ 比活动桥价格高

▶ 缺牙区相邻牙齿磨除量比单端固定桥或树脂粘接桥多

▶ 当牙槽骨吸收或牙龈组织萎缩时，很难达到自然的外观

治疗须知

常规固定桥

常规固定桥的修复效果是符合美学要求的，因为桥体是采用全冠粘接的方式固定在缺失牙两侧的基牙上，没有金属暴露的问题。当进行固定桥牙体预备时，必须在上下颌牙齿间为瓷材料修复预留足够的空间。必要的时候，采用牙冠延长术或者正畸治疗通常可以为固定桥修复提供所需的空间。

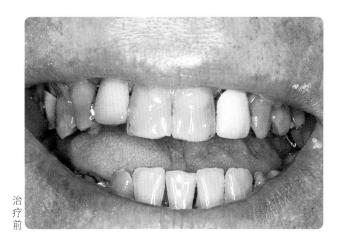
治疗前

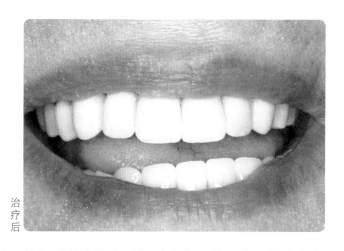
治疗后

没有看牙的时间 » 这是一位非常成功的商界精英，他似乎从来没有时间关注自己的牙齿。他的太太一直努力劝说他改善笑容。常规的固定桥和冠修复彻底改变了他的笑容。通过改变笑容从而提高生活品质的驱动因素中，来自配偶的激励是很常见的。

6

什么是单端固定桥？

微笑 101

单端固定桥是指当缺失牙需要采用固定桥进行修复时，只有缺失牙的单侧邻牙可以提供桥体的基牙。单端固定桥相比常规固定桥是更加保守的治疗方案，因为磨削的牙体组织更少，同时美观效果与常规固定桥相同，甚至更好。单端固定桥还比常规固定桥价格低；然而，单端桥的耐用性往往不如常规固定桥。

您应该了解哪些知识

单端固定桥

优点	缺点
▶ 切削牙体组织较少	▶ 支持力减弱
▶ 比常规固定桥便宜	▶ 除非咬合非常平衡，否则过大的扭力会损害基牙
▶ 牙齿之间的毗邻关系更加自然	

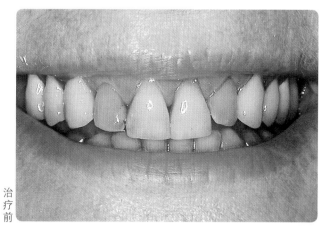

治疗前

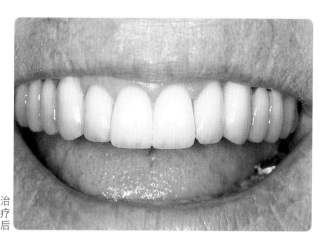

治疗后

修复与功能重建 » 这位患者的多颗上颌磨牙由于牙周病的侵袭而被拔除。此外，她对变色的前牙也不满意。一组12个牙位的单端固定桥，不仅为她修复了左右两侧缺失的第一磨牙，还让她获得了期盼已久的笑容。

您应该了解哪些知识

树脂粘接固定桥

优点

▶ 比常规固定桥费用低

▶ 不需要局部麻醉

▶ 可以改善咬合

▶ 磨牙少或不磨牙

缺点

▶ 在改善牙齿形状和大小方面有局限性

▶ 修复体周围的牙龈组织可能会萎缩，牙齿之间会出现缝隙

▶ 当牙齿太薄的时候，舌侧的金属翼可能会透过牙体显露出来

▶ 与桥体粘接的牙齿必须非常健康

▶ 固位力低于常规固定桥

▶ 使用寿命比常规固定桥短

微笑 101 什么是树脂粘接固定桥？

另一种固定桥是树脂粘接固定桥，也称为马里兰桥。用于替代缺失牙的义齿与金属翼相连为整体，通过树脂材料将金属翼粘接在缺失牙两侧的邻牙上实现固位。如果与缺失牙相邻的牙齿形态完整而且健康，这种修复体是不错的选择。如果相邻的牙齿不够美观，就应该考虑使用常规固定桥。

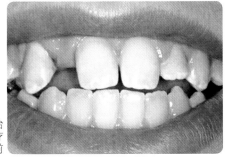
治疗前

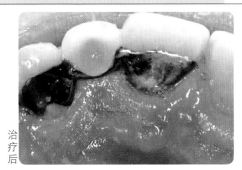
治疗后

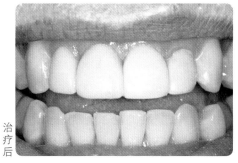
治疗后

种植修复前的过渡 » 作为一名青少年患者，虽然右上侧切牙缺失最终需要采用种植牙进行修复，但因患者年龄太小，目前并不适合这种修复方式。治疗方案为先采用树脂粘接桥修复缺失牙，待患者成年后再替换为种植牙修复。将固定桥两侧的金属翼粘接在与缺失牙相邻的两颗牙齿的舌侧面，从而获得固位；采用这种修复方式，不需要或只需少量磨除牙体组织。经过科学设计和固位的树脂粘接桥是一种既美观又微创的缺失牙修复方法。

6

什么是 活动桥?

与固定桥一样，活动桥（也称为可摘式局部义齿）在恢复缺失牙及牙龈组织的同时也需要依靠缺牙部位两侧的邻牙获得固位。由于活动桥不需要采用粘接方式固位，所以能够自由摘戴。活动桥分为两种：传统活动桥和精密附着体活动桥。我们将在这一章节分别讲述。

专家建议 远期效果!

患者经常因为活动桥比固定桥便宜而首先选择活动桥，但这并不一定是明智的决策，因为活动桥的使用寿命很短。除此之外，活动桥经常给承担固位作用的邻牙带来不必要的磨耗和外力刺激。

微笑 101 永远不必担心没有牙齿!

牙医能够在您牙齿缺失的当天就为您制作出一个外观自然的临时义齿。然而，这种临时的义齿预期的使用寿命相对而言很短，最好在拔牙伤口愈合后尽快采用最终的修复桥体进行替换。

> 如何完成
见第238～239页

治疗 须知

活动桥的制作

活动桥的支架是由一种银色的非贵金属制成，这种金属强度高而且不易被腐蚀。将树脂牙或者陶瓷牙以及与牙龈颜色相同的塑料一起固定在这个金属支架上，可以使活动桥尽可能看起来自然逼真。

您应该了解哪些知识

须知

传统活动桥

优点

▶ 价格低廉

▶ 通过修复缺失牙使咬合平衡，提高咀嚼效率

▶ 预防相邻牙和对颌牙的移位

缺点

▶ 卡环会导致基牙磨损并使基牙负担过重

▶ 不太美观，尤其是固位卡环采用金属的情况

由于传统活动桥采用金属卡环与邻牙进行固位连接，微笑的时候金属卡环外露会影响形象，所以，这种修复方式不太美观。在这种情况下，可以考虑后文涉及的精密附着体活动桥。如果您无法承受精密附着体活动桥的费用，那么采用卡环类似牙齿颜色的隐形义齿也是不错的选择。但是请记住，这种卡环没有传统的金属卡环坚固和稳定，而且每隔几年就需要更换。

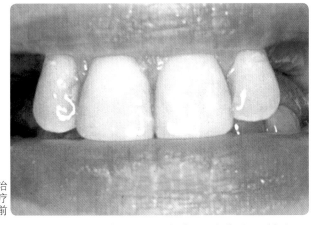
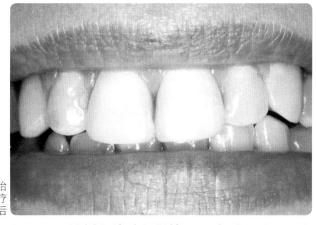

治疗前　治疗后

恢复微笑的临时解决方案 » 这位女士缺失了多颗上颌后牙。她刻意地避免微笑，以防别人看见那些因缺牙导致的"黑洞"。当时的情况是，她支付不起价格高昂的固定桥，但也不接受传统活动桥的金属卡环显露的弊端。采用卡环是牙齿颜色的隐形义齿为她临时解决了缺失牙的问题。想要达到更美观、更持久的效果，仍然需要采用种植牙或者固定桥进行最终的修复治疗。

6

微笑 101 什么是精密附着体活动桥？

如果您不想采用传统活动桥的金属卡环，您可以选择精密附着体活动桥进行修复。它是在缺失牙相邻的牙齿上做套筒全冠，然后在套筒冠上预先安装活动桥的固位附着体，这样就看不见金属卡环了。精密附着体活动桥通常由金合金、陶瓷牙或树脂牙组成。虽然比传统活动桥贵，但精密附着体活动桥的修复结果更加美观。

您应该了解哪些知识

精密附着体活动桥

优点

▶ 无卡环

▶ 固位力强

缺点

▶ 比传统活动桥价格昂贵

▶ 附着体可能会折断或者磨损

▶ 需要磨除更多的牙体组织

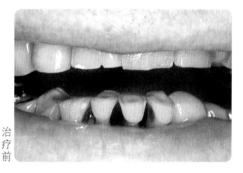

治疗前

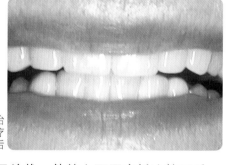

治疗后

追求精确 » 这是一位75岁的大型公司总裁，他的上下牙磨耗比较严重。他口内保留的所有天然牙齿都进行了全冠修复，同时配合精密附着体活动桥为他重建了全口咬合关系。注意到了吗，加长的前牙，使他看起来更加年轻帅气。

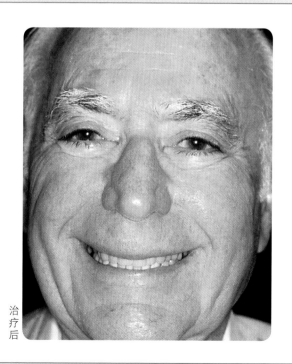

治疗后

全口义齿

全口义齿是取代上颌或下颌完整牙列及相关支持组织（牙龈和牙槽骨）的可摘戴的活动修复体。

传统的全口义齿是为全口牙缺失或余留牙齿需要全部拔除的患者设计制作的。覆盖义齿（一种覆盖在种植体或余留牙根上的全口义齿）在这章也会讨论到。

is A COMPLETE DENTURE RIGHT FOR ME?

全口义齿适合我吗？

全口义齿为全口牙缺失的患者提供了美学的修复方法。

如果您符合以下情况，全口义齿是最好的选择：

- 想拥有更年轻的容貌。
- 不适合做种植牙。
- 不介意对义齿的贴合度长期进行调整并最终重新制作。
- 想用最省钱的方法修复全口缺失牙。

治疗

须知

全口义齿

全口义齿利弊参半。一方面，牙医几乎可以采用全口义齿修复的技术实现您对笑容的任何期望；另一方面，由于全口牙齿缺失，所有正常的"参考标准"也随之消失了，这其中也包括您对牙齿原有状态的记忆。您需要耐心地配合牙医，才能达到理想的修复效果。另外，全口义齿也会像天然牙一样，在使用过程中出现磨耗。如果想要长期保持良好的面部支撑和发音功能，后期重衬或重做都是必要的。

6

非手术面部提升 » 当牙齿都完好存在时，嘴唇和两颊就会得到正常支撑。若牙齿缺失而没有及时修复，面部组织就会失去部分的支撑。全口义齿最大的优势之一在于它可以维持甚至改建唇颊支撑。注意到了吗，这位女士在佩戴了制作精良的全口义齿后显得年轻了很多。

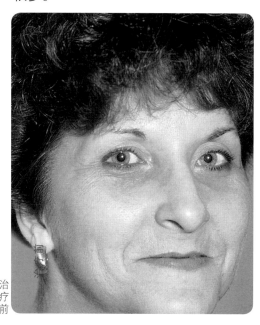

治疗前

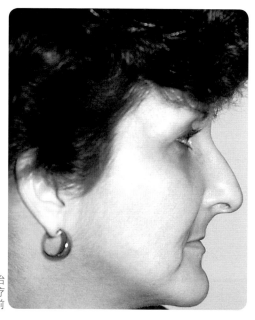

治疗前

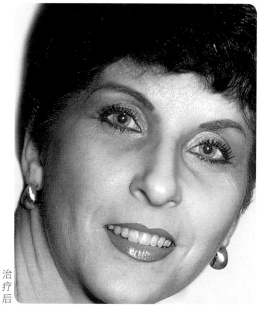

治疗后

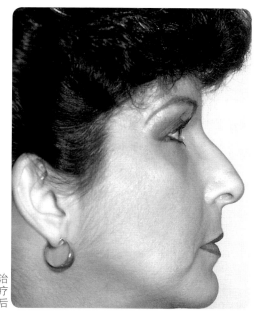

治疗后

您应该了解哪些知识

覆盖义齿

优点

► 可以保存牙根

► 提高咀嚼能力

► 比普通全口义齿固位效果更好

► 对牙槽嵴的压力较小

► 为适应全口义齿提供一个很好
的过渡

► 保持咀嚼时的生理触觉

缺点

► 附着体可能折断

► 比传统的全口义齿价格高得多

► 可能会比固定桥或者活动桥体积
大

什么是覆盖义齿？

像全口义齿一样，覆盖义齿就位在整个牙弓上，它适合口内有余留牙不需要拔除的患者，或者即将进行种植牙修复的患者。将余留的牙齿经过根管治疗后保留牙根或采用植入种植体的方式对覆盖义齿进行固位。尽管覆盖义齿比传统全口义齿价格高，但是它更美观、咀嚼效率更高，而且固位效果更好。

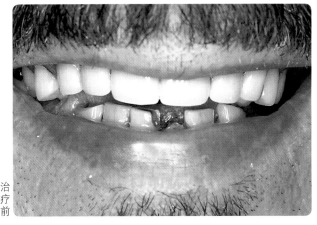

治疗前

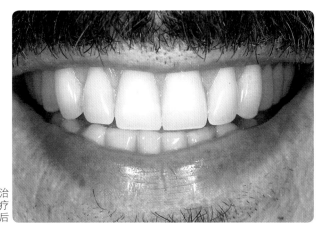

治疗后

年轻健康的笑容可以让您保持竞争力 » 这是一位66岁的总裁助理，他希望自己看上去更年轻更健康，以便在自己从事的行业中保持竞争力。采用种植体固位的覆盖义齿不仅大大提高了义齿固位的稳定性，而且为他提供了期待已久的年轻笑容。

6

治疗
须知

即刻义齿

这个修复过程要求医生在您初次就诊时采集您口内的模型。随后，由牙科技工室的技师根据模型来制作初始状态的全口义齿，它不仅可以模拟您的天然牙外形，还可以按照您的意愿改善牙齿的颜色、形状和位置。在您第二次就诊时，牙医就可以在拔除口内余留的牙齿后帮您戴上即刻义齿。由于牙龈将最终恢复平整，所以后期需要对即刻义齿与牙龈的密合度进行调整或者重新制作一副新的义齿。

您应该了解哪些知识

牙齿脱落

不要假设牙齿脱落就不能被重新植回。下面是由美国牙髓病专科医师协会建议的牙齿脱落时需要采取的步骤。尤其是父母、老师和体育运动从业人员更应该普及这个信息。

1. 当您寻找脱落的牙齿时，需要保持镇定。
2. 捡起牙齿的动作需要轻柔，小心地捏着牙冠部位而不是牙根。
3. 小心地去除牙齿上面的杂质。不要刷洗或用洗涤剂来清洗牙齿。
4. 检查牙根部是否有裂纹。如果没有，请小心地把牙齿放回到它原来的牙槽窝中，或者放入一杯牛奶中以便保持湿润。市面上也有专门设计用于保存脱落牙齿湿润度的产品。如果以上物品都没有，就把脱落的牙齿紧贴着脸颊含在口中。不要把牙齿泡在水里。
5. 尽快行动，最好能在30分钟以内得到牙医的帮助。

种植牙

什么是种植牙？

牙科种植术就是指用金属或者陶瓷的种植体替代颌骨内天然的牙根。在种植体植入牙槽骨后，将人工牙附着于种植体上，就实现了正常的咬合功能和自然的牙齿外观。种植牙是否适合您，取决于种植体放置的位置、缺失牙部位的牙槽骨的骨质和骨量，以及种植体上部修复体的设计。

> 如何完成
> 见第240～242页

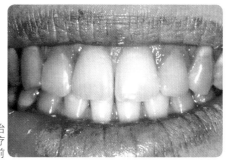 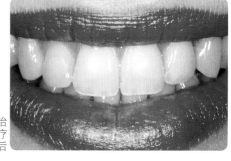

治疗前　治疗后

完好如初 » 这位患者左上的侧切牙在一场交通事故中折断了。医生将这颗牙齿拔除后采用种植和金属烤瓷冠进行了修复。除此之外，她所有的牙齿都进行了专业漂白处理，右上侧切牙及两颗上中切牙接受了瓷贴面修复。这些治疗让患者拥有了美丽和自然的笑容。

专家建议 厌倦了不稳固的义齿？

如果牙槽骨骨量足够，即使有多颗牙齿缺失也可以选择种植牙修复。即使您已经佩戴了固定桥、活动桥或者全口义齿，种植牙也许仍然是一个正确的选择。种植体可以为那些固位不稳或无法固位的活动桥提供出色的支持和固定作用。

6

找一位有经验的种植专科医生

如果您正在考虑种植牙问题，请与牙医讨论所有可能的选择。不要顾虑向医生提出问题或者咨询其他医生。种植牙治疗是非常复杂的，并不是所有的牙医都擅长。如果您想获得最好的治疗效果，就需要求助于经验丰富的医生。

您应该了解哪些知识

家庭护理非常重要

不要因为种植牙不是"真的"牙齿就认为口腔卫生不重要。种植体边缘沉积的牙菌斑会引起牙龈发炎并最终导致种植牙周围的牙槽骨缺失。因此，每天2次彻底地清洁牙齿是非常重要的。您的牙医将根据您种植牙的情况建议最佳的维护方法。

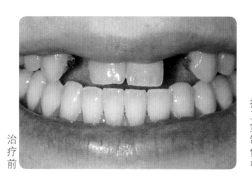
治疗前

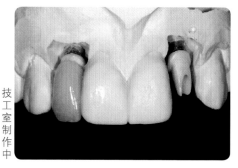
技工室制作中

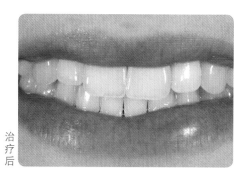
治疗后

种植牙的美 » 这位患者失去了两颗侧切牙，但是不愿采用固定桥修复缺失的牙齿。中间图片显示了石膏模型上的氧化锆基台和预制完成的全冠。显而易见，2个种植牙的牙冠加上两侧中切牙和尖牙的4个瓷贴面让患者的笑容看起来非常自然。

哪种方案最适合您?

固定桥	活动桥
治疗时间	
2~4周	2~4次就诊
日常维护	
在牙线穿引器辅助下,用牙线清洁固定桥下方	·传统活动桥:每次吃饭后取下清洁 ·精密附着体活动桥:定期清洁、调节附着体
治疗效果	
美观的牙修复体	·传统活动桥:能修复缺失牙齿,价格便宜 ·精密附着体活动桥:比传统活动桥美观
疗效维持时间*	
·传统固定桥和单端固定桥:5~15年 ·树脂粘接桥:5~10年	5~10年
花费†	
·传统固定桥和单端固定桥:每颗牙950~3500美元 ·树脂粘接桥:每颗牙600~1500美元	·传统活动桥:每颗牙850~3500美元,取决于设计和使用的材料 ·精密附着体活动桥:每颗牙950~5000美元
优点	
·感觉真实自然 ·可以达到最佳的美学效果 ·避免邻牙及对颌牙移位 ·改善咬合 ·树脂粘接桥:无须磨损邻牙	·价格低廉的缺牙修复方式 ·容易调整修改
缺点	
·如果其中一颗基牙出现问题,就需要拆除整个固定桥 ·如果崩瓷或者折断很难修复 ·需要麻醉	·可能磨耗或损伤附着的基牙 ·可能不如固定桥美观 ·精密附着体活动桥:附着体可能会折断或者磨损

*这个数据是基于笔者的临床经验,并结合了3所大学的研究成果以及保险公司的评估标准。由于每个人牙齿情况不同,有许多因素会影响牙齿治疗的远期效果,而其中有些因素取决于您个人以及您的医生。

†根据牙科治疗的难度、患牙情况、患者的牙病以及系统病史、期望值、牙医的资质和美学设计水平的高低,治疗费用可能会有所不同。

†临时美学修复体需要额外付费。

6

全口义齿	种植牙
2~5 次就诊	・外科植入种植体：每颗牙需要1小时 ・愈合：下颌需要3个月，上颌需要6个月 ・二期手术（如果需要）：30~60 分钟 ・即刻负重：每颗牙需要至少2小时
饭后清洁，避免义齿附着色素	・每天清洁并使用牙线 ・每3~4个月需要复诊检查
可以获得美观的效果	・外观自然 ・独立使用的功能
5~10年；义齿可能会折断（但易于修补），期间可能需要重衬义齿	无使用期限，除非存在感染。种植体上部修复体的寿命与其他地方的描述一致（全冠修复体的寿命5~15年）
每半副全口义齿525~5000美元‡（如果选择特殊的全口美学义齿，费用是2~3倍）	每颗985~2800美元‡（包含种植体上部全冠的费用）
・出色的美学效果 ・获得更年轻的容貌 ・支撑唇颊 ・改善发音	・与天然牙最接近 ・不需要磨削邻牙 ・可以像天然牙一样使用牙线 ・有利于保留牙槽骨 ・具备40年以上使用寿命的种植牙成功率大约为95%
・咀嚼效率低下 ・固位可能是问题 ・需要定期维护 ・每5~10年需要重新制作 ・在有些情况下可能影响说话	・3%~7%的失败率 ・全瓷种植体可能会折断 ・基台螺丝可能会松动或折断 ・需要麻醉

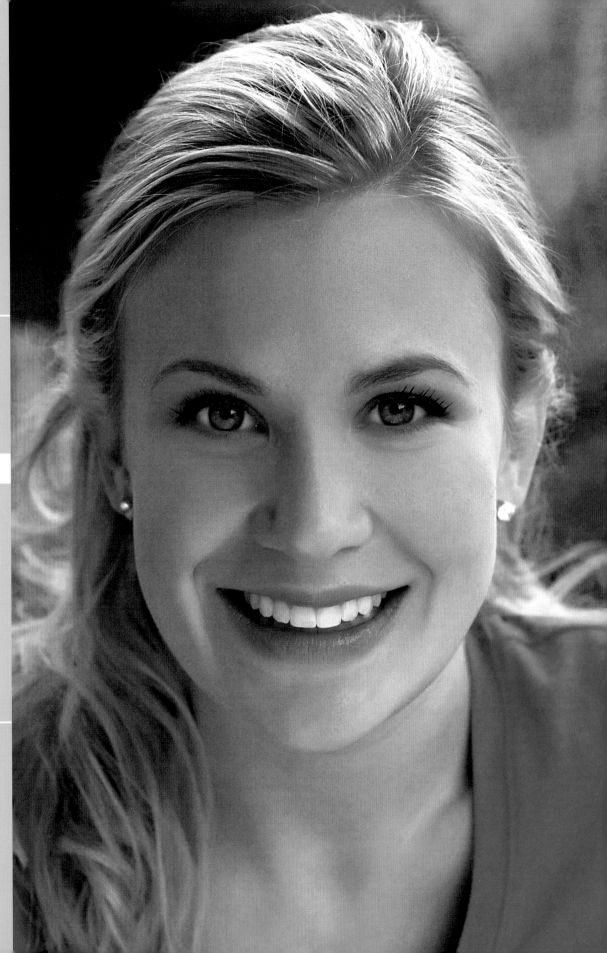

7

不戴矫治器，如何让牙齿整齐
什么时候是正畸的最佳时机
更难察觉的矫治器新选择

整齐的牙齿，正直的笑容
Straighten up and Smile Right

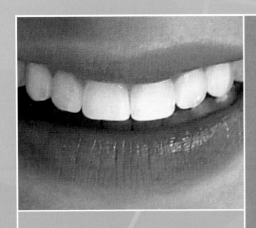

没有理由让"歪歪扭扭"的笑容持续终生

不能拥有洁白、整齐、漂亮的牙齿是人生的遗憾。如果您的牙齿有拥挤、歪斜、重叠、前突或后缩等问题，本章将告诉您如何获得全新的灿烂笑容。

虽然正畸治疗是解决牙齿不整齐的最好方法，但并不是唯一的选择。如果牙齿排列的问题不是很严重，可以考虑耗时较短、费用较低的方法。尽管这些方法或许不能使牙齿完全排齐，但是可以从视觉上获得不错的美学效果。

拥挤不齐的牙齿可能需要进行联合治疗，这将在本章涉及。也许对您而言，理想的治疗方案是通过正畸将牙齿移动到正确的位置，然后采用树脂粘接、瓷贴面或者全冠修复让牙齿的外形和颜色更加美观。最终选择哪一种治疗方法，取决于您的时间和费用预算，以及您对功能和美观的要求。

解决方案1　美学塑形

想要
快速变美吗？

美学塑形是一种简单无痛，并且能够重塑牙齿外形的治疗方法。使用精细的金刚砂车针调整牙齿的轮廓，可以让牙齿看上去整齐美观。

专家建议 形态调整提升笑容！
塑形和抛光不仅可以让不整齐的牙齿更容易清洁，还能降低牙齿折断的风险。

IS COSMETIC CONTOURING RIGHT FOR ME?　　**美学塑形适合我吗？**

由于过程简单快捷，美学塑形已经成为最受欢迎的治疗方法。然而，美学塑形并不是所有人都适合。如果您符合以下情况，美学塑形可能是最好的选择：

- 仅有轻度牙齿拥挤。
- 不希望麻醉。
- 倾向于费用相对低廉、快速的治疗方法。
- 能够接受折中的解决方案。

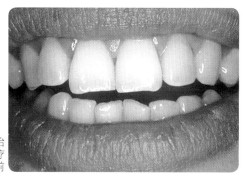

1小时让牙齿变整齐 » 这是一位电视节目制片人，她希望不戴牙套就能改善笑容。经过1个小时的就诊，她拥有了整齐的牙齿和全新的笑容。

治疗前　　治疗后

您应该了解哪些知识

在选择美学塑形之前

▶ 请牙医评估美学塑形的效果。如果您之前的牙齿健康且具有良好的咀嚼功能，美学塑形后的牙齿也务必需要保持良好的咬合关系和平衡的咬合力。

▶ 检查牙釉质的厚度。磨除牙釉质过多会使牙本质暴露，导致牙齿颜色改变和敏感。

▶ 保持最佳的咀嚼功能和获得最好的美学效果之间可能会发生冲突。在这种情况下，应该权衡好美观、咬合与健康的关系。

▶ 采取石膏模型，可以清楚地了解自己牙齿在进行塑形治疗时有哪些局限性。

▶ 美学塑形不适于儿童，这个治疗会引起术中和术后轻微的牙齿敏感。这是因为儿童的牙齿比成人牙齿有更大量的敏感的牙髓组织。

整齐的牙齿让您笑得更开心！ » 这是一位行政助理，她曾经为牙齿不整齐、磨耗和缺损而苦恼。虽然正畸治疗对她而言是最理想的方案，但她仍然选择了美学塑形。持续1个小时的无痛治疗重塑了牙齿的外形，让她的牙齿看上去整齐洁白。这次谨慎安排的治疗让她原本苍老的笑容焕然一新，与她开朗的性格很匹配。

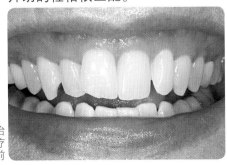
治疗前

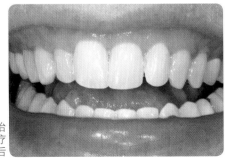
治疗后

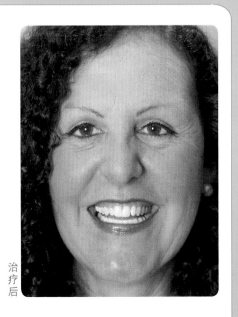
治疗后

解决方案2　树脂粘接

需要给您的
笑容添彩吗？

如果单纯通过牙齿美学塑形不能改善您的笑容，可以联合采用树脂粘接修复技术重新塑造牙齿内外侧的形态，最终实现与邻牙的排列协调一致。这样处理同样可以得到令人愉快的视觉效果。

> 如何完成
> 见第229页

微笑 101 下前牙可以做树脂粘接吗？

牙齿的咬合状态可能会导致下前牙粘接修复的失败。然而，有些情况下通过改变上下前牙的接触方式有可能减弱下颌前牙的咬合应力。

专家建议 正畸可能是最佳选择！

如果您的牙齿拥挤导致了牙弓缩窄或后缩，请考虑正畸治疗。如果这种方法不可行，联合实施美学塑形和树脂粘接修复或许可以改善牙弓错乱排列的问题。

不戴牙套就能拥有美丽的微笑 » 这位患者对自己拥挤的牙齿不满意，却又不肯接受任何形式的正畸治疗。尽管之前的几位医生拒绝为她提供除了正畸之外的其他治疗，经过最近的两次就诊，其中包括诊断蜡型、牙齿美学塑形和复合树脂粘接修复的联合治疗，她最终拥有了崭新的迷人笑容。

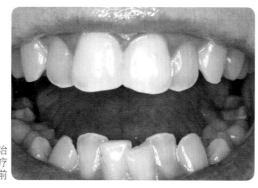
治疗前

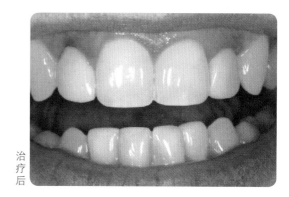
治疗后

7

解除牙齿重叠 » 这是一位30岁的女性,她不喜欢自己重叠的上前牙。通过美学塑形,两颗上前牙的宽度变窄,使牙齿重叠的问题有所缓解。相邻的侧切牙通过复合树脂粘接修复后,形态与中切牙协调匹配。这样处理,不仅扩展了牙弓,而且让牙齿看起来整齐多了。一次就诊便完成了治疗,而且无须麻醉。

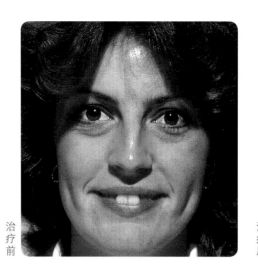

治疗前

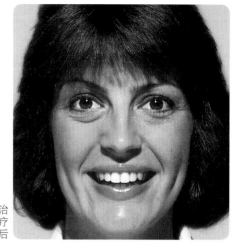

治疗后

专家建议 ## 美白牙齿!

　　　树脂粘接技术也可以用于对拥挤的牙齿进行美白治疗。然而,如果树脂粘接不涉及微笑时看得见的所有牙齿,就需要对不涉及的牙齿提前进行漂白处理。否则,树脂粘接后的牙齿颜色会比其他天然牙更白,使整体效果看起来不协调。

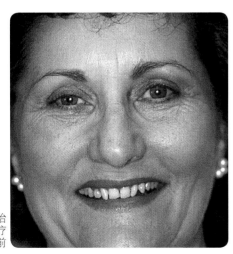

治疗前

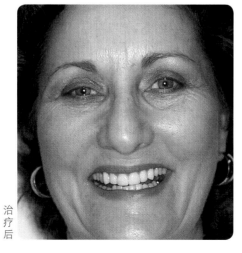

治疗后

让牙齿比例协调 » 这位患者的侧切牙与中切牙有部分重叠,这不仅让她的笑容呈现出与牙齿比例不协调的状态,而且还导致牙齿间出现了缝隙。此外,患者还有一颗滞留的乳牙。这些有问题的牙齿经过轻微的形态调整而改善牙齿之间的协调性后,利用复合树脂粘接直接修复了整个前牙区。可以看到,仅1次就诊,就让患者牙齿的大小和形态都有了明显的改善。

解决方案3　瓷贴面

想要拥有
全新笑容吗？

在很多情况下，如果您不想接受正畸治疗，瓷贴面也是一种理想的替代性治疗方案。瓷贴面通常能解决牙齿不齐和拥挤的问题，为您塑造光彩夺目的自然笑容。

▶ 如何完成
见第230～231页

让倾斜的牙齿直立——非正畸方式 » 这是一位国际知名的网球明星，他希望改善笑容。从治疗前的照片（Swatch公司提供的商业广告）可以看出，他原来的牙齿很拥挤，比例不协调，而且唇线过高。通过微创的牙龈美学塑形手术与瓷贴面的联合治疗，治疗后图片显示他的牙齿与面部的比例协调一致，他看起来更加英俊。

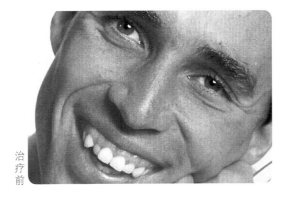
治疗前

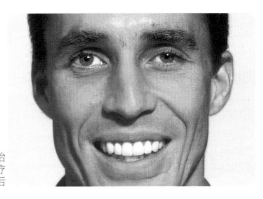
治疗后

修复牙齿不齐的保守疗法 » 下图这位女士因为牙齿不齐、变色以及陈旧的银汞充填物苦恼不已。她不愿意花长时间进行正畸治疗，并希望尽可能地保留自己的牙齿结构。通过采用瓷贴面与特殊的瓷嵌体相结合修复技术，患者牙齿的外侧表面和切端边缘完全被修复体覆盖，快速保守地实现了患者需要的美学效果。

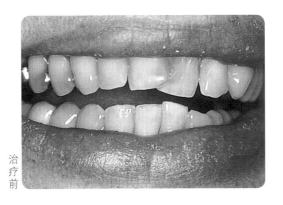
治疗前

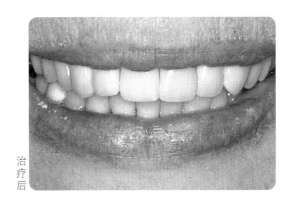
治疗后

解决方案4　全冠修复

让牙齿变整齐 » 这是一位38岁的企业老板，拥挤且变色的上牙和牙缝较大的下牙破坏了他的笑容。虽然牙医向他推荐了理想的正畸方案，但最终，他还是选择了下牙树脂粘接和上牙全冠修复的方案。治疗完成后，他的笑容变得随和多了。

全冠修复是另外一种解决牙齿拥挤的方法。虽然与上文提出的其他美学修复技术相比，全冠修复更耗时，花费也更高，但是全冠修复技术可以产生更加显著的变化，尤其在针对牙齿前突、牙体缺损或牙龈萎缩产生的三角间隙等问题上，全冠修复是最理想的选择。

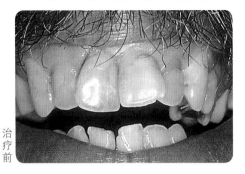

治疗前

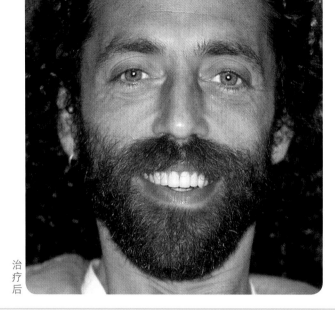

治疗后

治疗后

全冠修复的经典案例 » 这是一位58岁的律师，她对自己拥挤发黄的牙齿很不满意。个别前牙的缺损还导致了反向笑线。全瓷冠修复让她的牙齿变得整齐，笑容显得更加年轻。

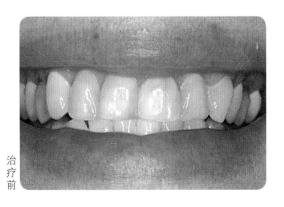

治疗前

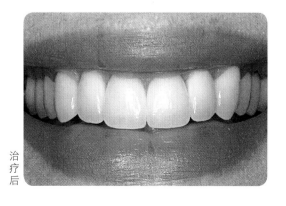

治疗后

▷ 如何完成
见第232~237页

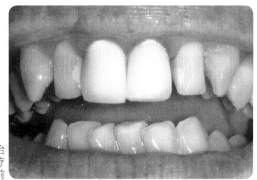

治疗前

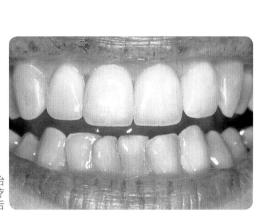

治疗后

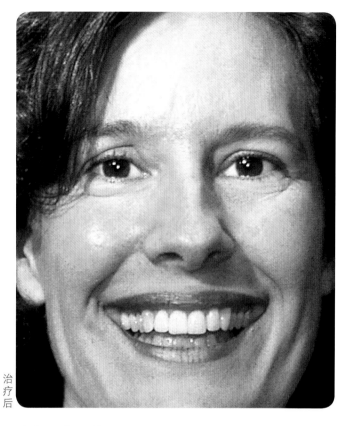

治疗后

采用联合的治疗方案 » 由于牙齿拥挤，这位患者之前的牙医很难为她的前牙制作比例合适的全冠。治疗方案包括将侧切牙磨小，以便采用瓷贴面修复，与此同时，将尖牙磨窄，为两颗中切牙实施全冠修复从而为改善笑线提供可能性。两颗侧切牙实施了瓷贴面，尖牙采用了树脂美学修复。最后的治疗结果显示美丽的微笑提升了她的形象。

专家建议 三思而后行！

　　如果您想尝试采用全冠修复不整齐的牙齿，额外支付费用进行诊断蜡型或笑容设计是明智的。这样做可以在天然牙齿接受牙体预备之前让您看到预期的效果。如果您想当然地认为不整齐的牙齿采用全冠修复后一定会很漂亮，这也许是大错特错的。您可能对最后完成的全冠比天然牙狭窄很多而不满意。在这样的情况下，您不仅损失了制作全冠的费用，而且您最终有可能还是需要接受最初的治疗——正畸。

7

您应该了解哪些知识

全冠修复的注意事项

用全冠修复拥挤和扭转的牙有一定的局限性，因为需要做冠的牙齿与邻牙的长轴走向必须协调一致。如果这两者的轴向差异太大，通过全冠修复无法纠正这类异常的排列问题。换句话说，全冠修复会存在与天然牙齿相同的问题。

另外一个需要考虑的因素是牙齿的大小。每颗牙齿应该比例适当或者至少看起来比例适当。纳入治疗的牙齿数量越多，比例失调的问题就越不明显。相反，如果仅仅治疗一两颗牙齿，那么冠修复后的牙齿和天然牙齿之间可能会出现明显的差异，这种情况的出现取决于需要修复的部位。认真仔细地对全冠修复的牙齿及邻牙进行美学形态调整，修复后牙齿最终的比例将更加协调、美观。

解决方案5　正畸治疗

给您的牙齿戴上
牙套！

如果您希望牙齿变得整齐的同时保持牙齿的自然状态而不改变牙齿外形，正畸治疗是首选的治疗方式。毫无疑问，正畸治疗是矫正牙齿错位或不齐的最佳方法，也是一种安全、可靠、经济和永久的美容方式。

▶ 如何完成
见第243页

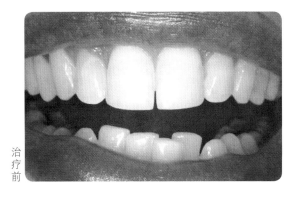

治疗前

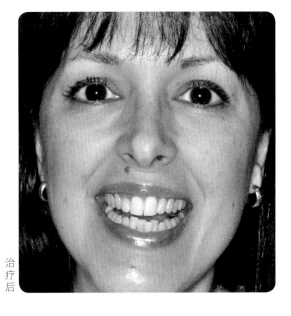

治疗后

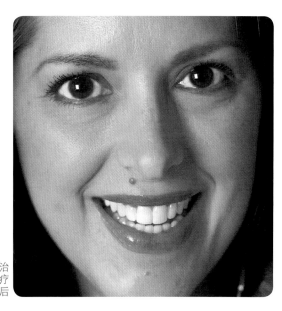

治疗后

隐形牙套：矫治牙齿，不露痕迹 » 这位50岁的美丽的化妆师因下牙拥挤就诊。她戴了几个月的隐形牙套，排齐了牙齿。整个过程没有痛苦，而且没有人注意到她正在矫正牙齿。

微笑 101 您是否认为自己年龄太大，不适合戴牙套了？

进行正畸治疗的患者中成年人的比例已经超过20%，其中很多人的年龄超过50岁！

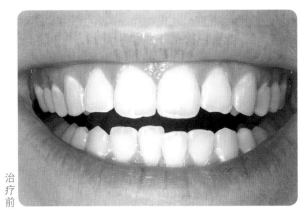

治疗前

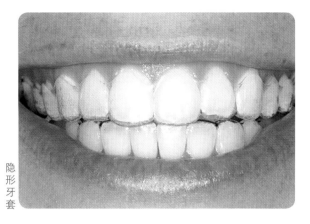

隐形牙套

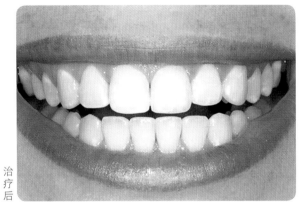

治疗后

再次矫正的机会? » 这位女士虽然在儿时就进行过正畸治疗，但由于没有认真佩戴保持器，牙齿又出现了拥挤。患者选择隐形牙套进行二次矫正，只用了4个月就排齐了牙齿，然后经过美学塑形去除牙齿磨耗不均的地方。治疗结束后她终于获得了崭新的笑容和持久的美丽。

您应该了解哪些知识

正畸治疗是一个长久的过程

　　过去几年，很多成年人不愿意选择正畸治疗是因为治疗时间久，而且传统的金属正畸托槽很显眼，不美观。现在，伴随口腔医学的进步，与牙齿颜色接近的陶瓷托槽、舌侧托槽和可摘的矫治器相继问世了。目前最新的正畸治疗方法是佩戴隐形牙套（例如隐适美），通过每2周更换的方式佩戴一系列透明的可摘戴的矫治器而实现治疗目的。采用电脑个性化设计制作的一系列矫治器可以根据治疗方案逐步将牙齿移动至特定的位置，最终实现理想的牙齿排列。大多数轻微的拥挤可以在4～12个月内得到矫正，解决更加复杂的问题则需要18～30个月。患者每天须佩戴牙套大约22小时。佩戴隐形牙套便于患者保持口腔清洁，而且不需调整钢丝和托槽，也缩短了椅旁就诊的时间，这些优势使这项技术更适合于成年人的正畸治疗。另外，如果牙医建议您漂白牙齿，您还可以将漂白剂置于牙套内，在矫正牙齿的同时漂白牙齿。

可能需要拔牙

　　有时候，正畸医生可能会建议您在进行牙齿矫正之前拔掉一颗或几颗牙齿，尤其是在牙齿拥挤导致牙齿之间的牙槽骨流失的情况下，拔牙可以为正畸排齐牙齿提供空间。

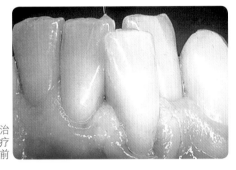 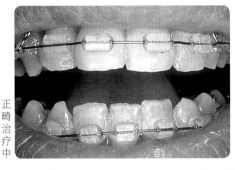 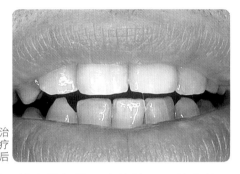

治疗前　　正畸治疗中　　治疗后

创造间隙！ » 这是一位36岁的销售员，他发现自己的前牙随着年龄的增长而越来越拥挤。在拔掉一颗前突的下前牙之后，牙医采用透明托槽为他重新排列了其余的牙齿，经过不到12个月的治疗后达到下图的效果。

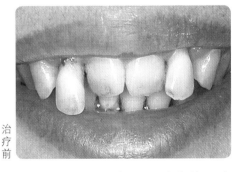 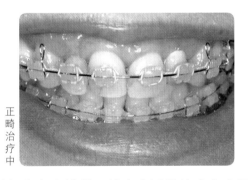 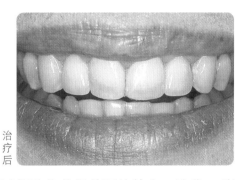

治疗前　　正畸治疗中　　治疗后

拥有完美笑容 » 无论您的牙齿看起来有多糟糕，总有合适的治疗方案可以帮助您获得美丽的笑容。这位48岁的女士不仅牙齿拥挤，而且有牙周病和牙齿缺失的问题。在治疗过程中，当两颗侧切牙被拔除后，她接受了正畸治疗，并在上牙的后牙区植入了两颗种植牙，并采用两个树脂粘接桥取代了被拔除的侧切牙。虽然整个治疗历时多年，但是她最终拥有了与姣好容貌相匹配的笑容。

7

将牙齿移动到正确的位置 » 严重的牙齿拥挤和前牙变色问题毁掉了这位女性商务人士原本迷人的面孔。第一眼看上去，大多数人可能认为她适合于全冠修复，因为全冠修复可以产生立竿见影的美容效果；然而这并不能解决牙齿异常突起的角度问题。单纯的全冠修复可以改善牙齿的颜色，但不能解决牙齿过突的问题。因此，正畸治疗是第一步。通过正畸重新排列牙齿后，每颗牙齿之间都具备了正常的间隙，然后牙齿对4颗上前牙进行了全冠修复。可以看出，治疗后患者面部肌肉呈现自然放松的状态，上唇与牙齿的关系也得到改善。磨损和变色的牙齿让笑容显得苍老，而这位女士崭新明亮的笑容使她看起来年轻了很多。

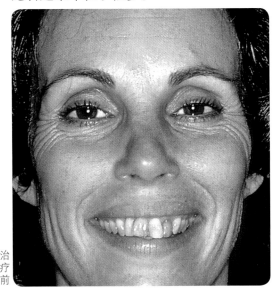

治疗前

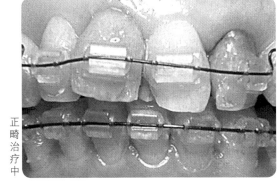

正畸治疗中

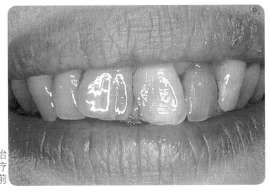

治疗前

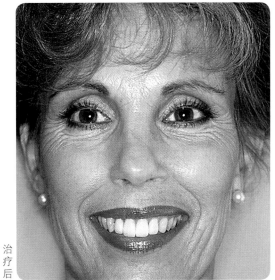

治疗后

哪种方案最适合您?

美学塑形	树脂粘接
治疗时间	
不超过1小时	每颗牙需要1~2小时
日常维护	
每天刷牙和使用牙线	·每年专业洁牙3~4次 ·注意饮食——与牙釉质相比,树脂粘接修复体更容易受损 ·使用牙线时,将牙线从牙中间抽出来,而不是从切端强行拽出 ·根据情况及时就诊修补
治疗效果	
即刻重塑牙齿外形,让拥挤的牙齿看起来大小适合、比例协调	一次就诊就能让牙齿更加整齐
疗效维持时间*	
永久	5~8年
费用†	
单颌350~2500美元	每颗牙175~1500美元(修补可能会花费145~485美元)
优点	
·与其他美学治疗相比,花费较少 ·疗效持久 ·即刻修复 ·需要治疗的时间最少 ·基本无痛;无须麻醉	·保守治疗(不需要或者只需要轻微磨削牙齿) ·有些情况下治疗是可逆的 ·与瓷贴面或全冠修复相比,花费较少 ·无须麻醉 ·牙齿的外观和感觉上更整齐
缺点	
·不能改变牙齿的位置 ·出于对牙齿功能考量,改善幅度受限于功能 ·因儿童牙髓腔较大,可能引起治疗不适 ·不能改善牙齿的颜色	·不能改变牙齿的位置 ·不能缓解牙齿拥挤引起的牙龈炎 ·与瓷贴面或全冠修复相比,更容易着色和破损 ·可能需要定期修补 ·牙齿的外观和感觉上可能更厚

*这个数据是基于笔者的临床经验,并结合了3所大学的研究成果以及保险公司的评估标准。由于每个人牙齿情况不同,有许多因素会影响牙齿治疗的远期效果,而其中有些因素取决于您个人以及您的医生。

†根据牙科治疗的难度、患牙情况、患者的牙病以及系统病史、期望值、牙医的资质和美学设计水平的高低,治疗费用可能会有所不同。

†临时美学修复体需要额外付费。

7

瓷贴面	全冠修复	正畸治疗
2次就诊；每次1~4小时（进一步治疗需要更多的时间）	2次就诊；每次1~4小时，1次最多治疗4颗牙齿（进一步治疗需要更多的时间）	6~30个月，具体时间取决于牙齿拥挤的程度和选择的方法
• 每年专业洁牙3~4次 • 在啃咬或者咀嚼较硬食物时要多加小心 • 每年1次氟化物治疗 • 每天刷牙和使用牙线 • 使用牙医推荐的含氟牙膏和漱口水	• 避免咬硬物和冰块 • 每年1次氟化物治疗 • 每天刷牙和使用牙线 • 使用牙医推荐的含氟牙膏和漱口水	• 每天刷牙和使用牙线 • 每年专业洁牙3~4次 • 在治疗过程中每3~4周安排复诊 • 永久地佩戴保持器，每周至少几晚
治疗后的牙齿光亮、自然，看起来更加整齐，与树脂粘接修复相比，不易着色	能够获得最好的美学塑形效果	能够矫正拥挤和重叠的牙齿
5~12年	5~15年（与牙齿折裂、牙龈问题和龋坏相关）	如果每周佩戴保持器至少几晚，通常疗效持久
每颗牙950~3500美元†	每颗牙950~3500美元†	费用1500~7500美元，取决于矫正牙齿的数量和矫治器的类型；舌侧矫治器的单颌成本高达2000美元
• 与树脂粘接修复相比，不易发生磨耗和破损 • 与牙釉质完美贴合 • 很难着色，牙齿色泽不会改变 • 在技工室设计制作，修复体比例协调 • 疗效持久 • 陶瓷与牙龈的生物相容性高	• 牙齿可以增白至满意的效果 • 与正畸治疗相比，更省时 • 与树脂粘接修复相比，不易着色 • 与树脂粘接或瓷贴面修复相比，效果更持久 • 为重塑牙齿外形提供了最大的可能	• 排齐错位的牙齿 • 如果佩戴保持器，大部分人都能获得持久的疗效 • 不磨牙或只需少量磨牙 • 通常情况下，与瓷贴面、全冠和树脂粘接修复相比，价格更低。取决于需要矫正的牙齿数量 • 治疗完成后，能够更好地清洁牙齿，改善牙龈健康状况
• 与树脂粘接修复相比，费用高 • 如果贴面破损，很难修补 • 贴面边缘的粘接剂可能溶蚀老化，需要修补	• 可能会断裂 • 需麻醉 • 不是永久性的治疗方案 • 与美学塑形或树脂粘接修复相比，价格更高 • 治疗不可逆 • 可能刺激牙髓 • 可能引起短期的牙齿敏感	• 耗时 • 如果不佩戴保持器，牙齿拥挤不齐可能会复发 • 需要几周时间来适应矫治器 • 可能暂时影响美观 • 托槽可能会刺激口腔软组织 • 在正畸治疗过程中，不易彻底清洁牙齿

8

认识咬合
Finding Closure

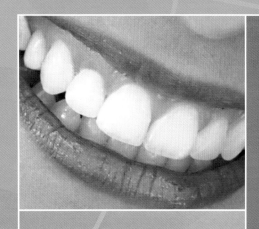

不要让不良的咬合破坏您迷人的笑容

　　牙齿和骨结构形成口腔及其周围软组织的支撑框架。当这个框架有问题时，就会出现错殆畸形。从表面上看，这无非是一个美学问题，但实际上，不当的牙齿排列会造成深远的影响。咬合错位不仅引发头痛、听力下降等一系列后果，还可以导致对全身健康产生影响的消化问题以及性情改变。

　　许多成年人和儿童都存在咬合紊乱的情况，严重影响人们的身体健康和社会关系。幸运的是，现代牙科学提供了多种治疗不良咬合的手段，尽管很多咬合异常的情况不易被别人察觉而被忽略。本章概括了各种咬合紊乱问题以及相应的治疗方案。

咬合不良通常是遗传所致。例如，牙齿与颌骨不协调或者牙齿与面部其他部位的关系不正常都会引起错殆。咬嘴唇、咬指甲或紧咬牙以及磨牙等不良习惯也可能导致错殆。此外，缺牙后没有及时修复也会引起咬合问题和颜面的塌陷，最终导致衰老和毫无吸引力的容貌。

专家建议 修复缺失牙齿不能耽误！

牙齿脱落或被拔除后其他牙齿将产生移位，从而引起各种咬合和牙龈问题，而这些问题在后期进行纠正需要耗费大量时间和费用。因此，最明智的措施就是尽快修复缺失的牙齿。详情请阅读第6章。

解决磨牙问题 » 这是一位28岁的电脑专家，其夜间磨牙症导致牙齿过度磨耗，使下牙切端牙釉质缺损。医生采用复合树脂直接修复了牙齿上磨耗和变色的区域，然后通过美学形态调整改变了牙齿外形并使笑线得到了改善。

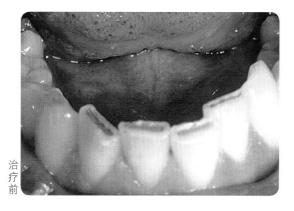

治疗前

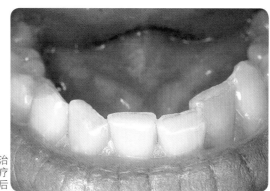

治疗后

治疗
须知

采用殆垫进行治疗

- 通常适用于夜磨牙症和颞下颌关节紊乱综合征的患者。

- 避免牙齿磨耗或受损，缓解头、颈、耳或背部疼痛。

- 通过调整殆垫可以在一段时间内逐步改善和重建平衡的咬合。此外，有可能还需要重塑牙齿形态以便适应新的咬合关系，并使面部肌肉能够正常和自如地发挥作用。

- 对大部分患者来说，采用殆垫进行治疗通常需要持续3~12个月，然而某些特殊问题需要延长一段时间才能解决。

- 在某些特殊的治疗阶段，有必要整晚或全天佩戴。

- 费用区间为850~5000美元，取决于治疗的复杂程度和复诊次数。

什么是磨牙症？

磨牙症是指患者在无意识的状态下磨牙或咬牙过紧。磨牙症通常会引起牙齿磨损，从而导致咬合问题和颞下颌关节紊乱综合征，还会影响美观。由于过度磨损，牙齿会变小，颜色变暗，使面容显得苍老。

情况严重者，须考虑手术治疗！

有些情况下，正颌外科手术是治疗严重咬合问题的理想方法，尤其适用于面部畸形的患者。通常情况下，正颌外科手术结合正畸治疗的方式可以让颌骨间的关系更理想，不仅能够缩短治疗时间，还能达到更好的美学效果。正颌外科手术将在第11章里详细介绍。

错误的咬合与颞下颌关节

牙齿排列异常会引起面部肌肉痉挛，产生上下颌的咬合关系错位。这种情况可以导致颞下颌关节（TMJ）紊乱症，也称为TMD。症状包括头痛、颈痛、背痛和耳痛。TMD的严重程度决定了治疗方式有所不同，这包括简单的肌肉松弛疗法到复杂的正颌外科手术等一系列治疗手段。只有在TMD治愈后，才能进入美学修复阶段。

您应该了解哪些知识

新的咬合关系有问题吗？

有时候，即使是按照正确的方式改变牙齿形态也可能引发咬合问题。这种情况多发生于口腔内各个器官和组织原本就存在不协调的因素。任何的刺激或变化，比如全冠修复或正畸治疗引起的微小改变，都可能引起肌肉痉挛和颞下颌关节紊乱。这种情况有可能连牙医们都无法预测。然而，一旦发现这类问题，应该尽快纠正。如果咬合关系异常的情况拖延太久，就很难治疗了。

您的咬合关系
属于哪种？

咬合紊乱分为几种不同的类型，其严重程度因人而异。本节介绍最常见的咬合问题，并用图表的方式对不同的治疗方案进行对比，从而帮助您确定哪一种治疗方案最适合您的咬合问题。

哪一种看起来是您的咬合类型？

下图列出了本章中所描述的典型咬合问题。如果您的咬合与其中某一个类似，请查阅相关章节的具体内容，了解能够改善您牙齿功能和美观的治疗方案。

深覆𬌗

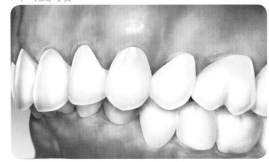

闭锁𬌗

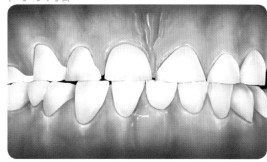

反𬌗

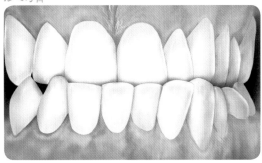

开𬌗

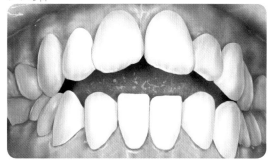

前突

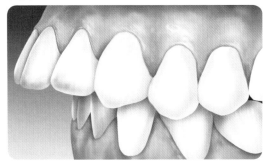

深覆殆

最好的治疗方式是什么？

正畸可以治疗深覆殆，根据错殆的严重程度，还可以结合正颌外科手术进行治疗。根据患者的面部轮廓和生长潜力以及深覆殆的程度，正畸治疗可以压低前牙、升高后牙或者将二者结合。

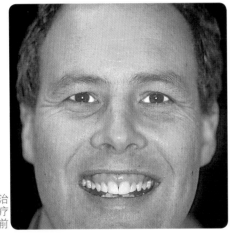

治疗前

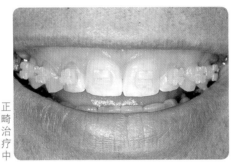

正畸治疗中

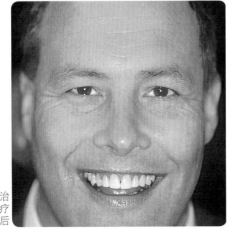

治疗后

矫正咬合问题可以提升整体形象» 由深覆殆引起的露龈笑和牙齿磨损，让这位牙医闷闷不乐。经过两年的正畸治疗以及后期的牙龈手术和牙齿漂白，他不仅拥有了梦寐以求的笑容，还帮助了其他有同样愿望的患者。

什么是深覆殆？

深覆殆是对面部美观影响最大的咬合问题之一，是指上前牙几乎完全覆盖下前牙。下牙的切端几乎咬至上前牙腭侧的牙龈组织。

闭锁殆

什么是
闭锁殆?

牙齿在使用过程中的磨耗是老化的正常表现。只要磨耗不改变您的咬合，就不属于功能问题。然而，有些情况下，过度的牙齿磨损导致闭锁殆，产生一系列严重的后果。例如，后牙区的过度磨损会导致面部下方软组织的塌陷，让人看起来面容苍老——似乎没有牙齿。目前，不少年轻人也面临同样的问题。

最好的治疗方式是什么?

如果闭锁殆不太严重，可以采用全冠修复或高嵌体升高后牙（见64页和65页），以便采用树脂粘接修复、贴面或全冠方式延长前牙。然而，通过正畸治疗打开咬合往往是最好的方法。待正畸治疗完成后，再进行固定桥、树脂粘接或瓷贴面的修复。如果需要矫正下颌骨的位置，还需要选择正颌手术。

牙齿磨损导致闭锁殆 » 这是一位30岁的推销员，他一直抱怨自己的牙齿不好看。习惯性的咬牙过紧和夜磨牙使他的牙齿被严重磨损。其次，左侧尖牙后面的所有牙齿的缺失导致了后牙咬合的塌陷，使嘴唇下垂、面部肌肉紧绷僵硬。治疗步骤为首先佩戴3个月的可摘戴树脂殆垫，让上下颌骨的关节咬合略微打开并恢复到原来的位置，然后利用固定桥和全冠进行修复。显而易见，新的牙冠和改善的咬合关系让他的唇线更加放松、自然。

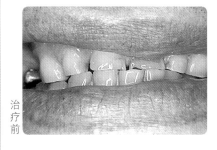

治疗前

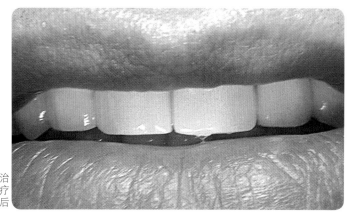

治疗后

反殆

最好的治疗方式是什么?

　　矫正反殆的最佳途径是正畸治疗。虽然采用全冠或复合树脂粘接修复能够扩展上颌牙弓，但是其美学效果是有限的。如果反殆问题非常严重，除了正畸治疗以外，还需要联合正颌手术。这种治疗方法组合可以最大限度地提升面部美观。更重要的是，一旦矫正反殆问题后，牙齿会长期保持在新的位置上而不会复发。

　　治疗越早，效果越好 » 这个小男孩有前牙反殆问题，他的上前牙咬在下前牙的后面。这种情况最好的治疗方法是正畸。治疗过程分为两个阶段，第一阶段的目的是让患者的面部骨骼和软组织正常发育。第二阶段的治疗开始于青少年期，牙医采用与牙齿颜色相近的陶瓷托槽重新为他排齐了牙齿。幸运的是，这位小朋友的治疗及时，这不仅促进了面部的正常发育，而且引导牙齿萌出并排列整齐。最终，他获得了灿烂的笑容。

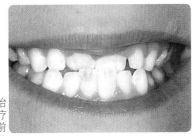

治疗前

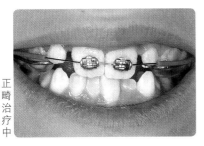

正畸治疗中

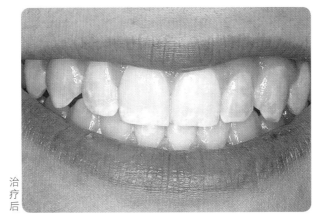

治疗后

什么是反殆?

　　正常的咬合是上牙稍微覆盖下牙。当情况反过来，即下牙覆盖上牙时，就出现了反殆。前牙和后牙都可能存在反殆的问题。

　　当前牙出现反殆时，患者往往表现为下颌前突。

开𬌗

什么是开𬌗？

当上下后牙咬紧时，上下前牙不能接触，这种少见的错𬌗通常被称作开𬌗。遗传以及不良的口腔习惯，例如吐舌、吮指和咬铅笔等都可能导致开𬌗。虽然开𬌗的患者往往会忽略自身的这个问题，但是明显的症状是患者很难用前牙咬东西。此外，开𬌗导致上唇前突，在面部放松的状态下，患者会出现开唇露齿的问题。

最好的治疗方式是什么？

正畸是治疗开𬌗的最佳方法，有时还需要联合正颌外科手术。这种治疗方案不仅能矫正牙齿错位，还能内收牙槽骨，使嘴唇正常闭合。

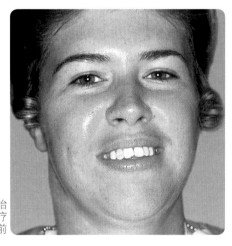

治疗前

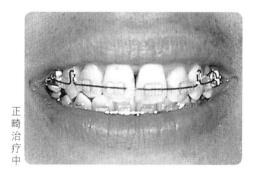

正畸治疗中

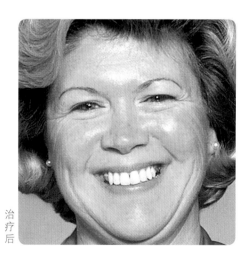

治疗后

解决开𬌗的长效方案 » 开𬌗问题严重影响了这位女士的牙齿功能和面部美观。矫正前，她希望在面部肌肉组织松弛的自然状态下能闭嘴不露牙齿，而这几乎是不可能实现的。用前牙切断食物对她而言也相当困难。正畸治疗解决了她的开𬌗问题，使咬合关系协调。重新排列后的牙齿让她的笑容更具女性魅力。

8

前突

最好的治疗方式是什么？

对于前突较严重的患者，正畸联合正颌手术是矫正上颌前突的最佳方式。有时，患者需要拔掉2~4颗牙齿后再矫正才能获得良好的效果。然而，拔牙之后矫正可能会出现过度矫正的问题。过度矫正是指牙齿位置被过度后移，最终导致颜面凹陷。无论您的前突问题有多么严重，不要拔除上牙并以固定桥代替。这样做不仅不能矫正骨骼畸形，还会严重损害咀嚼功能。

快速改善前突问题的方法 » 这是一位芭蕾舞演员，她备受牙齿前突和颜色暗黄的困扰。虽然正畸治疗是最理想的解决方案，但为了快速实现美化的效果，她选择了上下前牙的复合树脂粘接修复。两次就诊就达到了如图所示的疗效。虽然牙齿的前突问题仍然存在，但是牙齿的外观改善了很多。她现在的笑容颇具感染力。

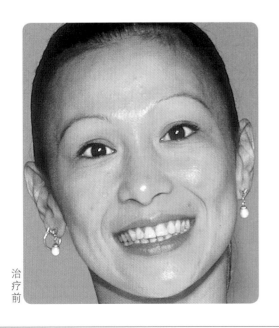

治疗前

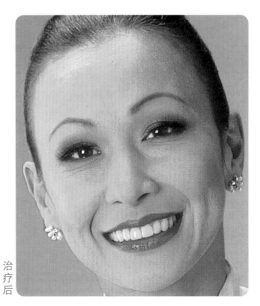

治疗后

什么是前突？

上前牙突出，通常被称作"龅牙"。即使是最好看的笑容，也会因为龅牙而大打折扣。在严重的情况下，龅牙甚至会导致面部畸形和开唇露齿。

哪种方案最适合您?

正畸治疗	美学塑形
深覆殆或闭锁殆	
优点	优点
·矫正深覆殆的最佳疗法	·作为牙齿美学塑形的最后环节
·最持久	·1次就诊，即可完成
·可以治疗或预防关节疼痛	缺点
·早期治疗可以防止牙齿过度磨损	·不能纠正咬合问题
缺点	
·需要6~24个月	
·通常需要无限期佩戴保持器	
反殆	
优点	优点
·最有效	·通过改善对颌牙齿的形态来改善咬合
·效果最持久	·1次就诊，即可完成
缺点	·效果持久
·如果只需要矫正1~2颗牙，需要4~	·费用不高
6个月	缺点
·如果需要矫正的牙齿超过2颗，需要	·不能纠正咬合问题
6~24个月	
·可能需要联合正颌手术进行治疗	
开殆	
优点	优点
·改善咬合	·作为牙齿美学塑形的最后环节
·改善嘴唇位置和美观	·1次就诊，即可完成
·可以联合正颌手术缩短治疗时间并改	缺点
善容貌	·不能纠正咬合问题
缺点	
·耗时	
·疗效的维持取决于开殆的严重程度和	
不良习惯	
·通常需要无限期佩戴保持器	
前突	
优点	优点
·最有效	·能够带来牙齿整齐的视觉效果
·效果最持久	·能够轻微缓解牙齿前突问题
·可以联合正颌手术缩短治疗时间	·1次就诊，即可完成
缺点	缺点
·需要6~24个月	·不能纠正牙齿咬合问题
·疗效的维持取决于前突问题的严重程	
度和不良习惯	
·通常需要无限期佩戴保持器	

8

树脂粘接	瓷贴面	全冠修复
优点 · 改善牙齿的颜色和外形 · 1次就诊，即可完成 缺点 · 不能纠正咬合问题 · 可能出现缺损或着色 · 每3~8年需要更换一次	优点 · 改善牙齿的颜色和外形 缺点 · 不能矫正咬合问题 · 可能出现缺损或折裂 · 每5~12年需要更换一次	优点 · 矫正闭锁𬌗的好方法 · 在某些情况下，后全冠修复可以为前牙提供修复空间，从而改善咬合和面部美观 缺点 · 难以打开咬合 · 需要磨除部分牙体组织 · 每5~15年需要更换一次 · 需要局部麻醉
优点 · 可以通过重塑上牙扩展牙弓 · 1次就诊，即可完成 缺点 · 可能出现缺损或着色 · 每3~8年需要更换一次 · 不能纠正咬合问题 · 仅适合于轻度的错𬌗	优点 · 有些情况下可以通过加大上牙而扩展牙弓 缺点 · 反𬌗严重时，贴面容易断裂	优点 · 改善牙齿的颜色和外形 · 在某些情况下，后全冠修复可以为前牙提供修复空间，从而改善咬合和面部美观 缺点 · 需要局部麻醉 · 需要磨除部分牙体组织. · 不能纠正咬合问题 · 每5~15年需要更换一次
优点 · 在轻度开𬌗的情况下，可以延长牙冠 · 改善牙齿的颜色和外形 · 1次就诊，即可完成 缺点 · 效果有限 · 不能改善嘴唇位置 · 可能出现缺损或着色 · 可能每3~8年需要更换一次	优点 · 在轻度开𬌗的情况下，可以延长牙冠 · 改善牙齿的颜色和外形 缺点 · 效果有限 · 不能改善嘴唇位置 · 可能出现缺损或折裂 · 可能每5~12需要更换一次	优点 · 在轻度开𬌗的情况下，可以延长牙冠 · 改善牙齿的颜色和外形 缺点 · 效果有限 · 需要磨除部分牙体组织 · 可能每5~15年需要更换一次 · 需要局部麻醉
优点 · 1次就诊，即可完成 · 可以轻微改善牙列不齐 缺点 · 牙齿看上去和感觉起来更厚 · 可能出现缺损或着色 · 可能每3~8年需要更换一次	优点 · 可以轻微改善牙列不齐 缺点 · 牙齿看上去和感觉起来更厚 · 可能出现缺损或折裂 · 可能每5~12年需要更换一次	优点 · 改善牙齿的角度、颜色和外形 缺点 · 不能解决上下颌骨不协调的问题 · 可能每5~15年需要更换一次 · 需要磨除部分牙体组织 · 可能会损伤牙神经 · 需要局部麻醉

解决方案1 正畸治疗

需要移动牙齿吗？

正畸治疗是指通过重新排列牙齿的位置，让牙齿之间的关系恢复正常，这是目前大多数咬合问题的最佳治疗方法。正畸在解决咬合问题上的治疗效果最持久，也是最保守的治疗方法；然而这项治疗需要较长的时间才能完成。在某些情况下，正畸联合正颌外科手术，能实现更快速、更美观的治疗效果。

> 如何完成
> 见第243页

让您的牙齿只会更好 » 这是一位电视工作者，他希望能够改善笑容。正畸治疗为他扩展了牙弓、排齐了牙齿。对比治疗前后，他的笑容更加灿烂，整个面部表情更加协调。

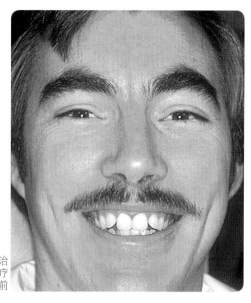
治疗前

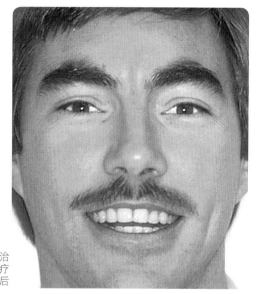
治疗后

专家建议 稳中求胜！

无论是采用传统托槽还是透明牙套（如隐适美），正畸都是性价比最高的牙科治疗方法之一。此外，正畸治疗也是美学专科的牙医帮助患者实现最佳美学效果和功能的第一步基础治疗，后期可能结合的治疗手段包括树脂粘接、瓷贴面或全冠修复等。

美丽无死角 » 因为牙齿前突，这个13岁的女孩闭上嘴唇很困难。为期两年的正畸治疗不仅为她排齐牙齿，还大大改善了面部的侧貌轮廓。

治疗前

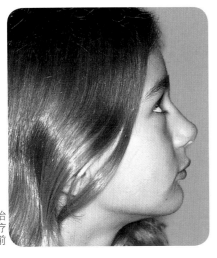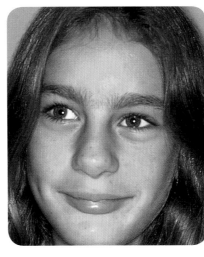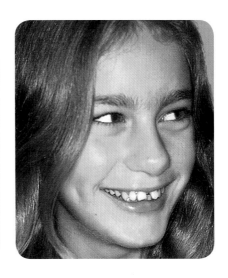

治疗后

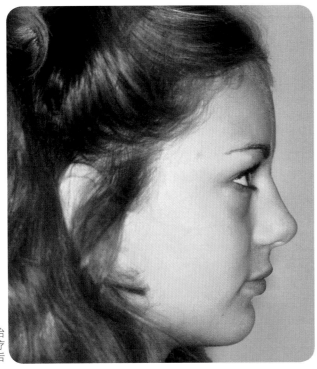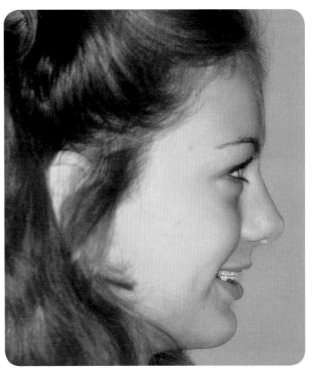

解决方案2　美学塑形

如何进行 最后的修饰？

美学塑形或改变牙齿的天然形态能够塑造牙齿整齐的视觉效果，是治疗牙齿轻度拥挤或长短不一等错殆问题最简单的方法。然而，单纯依靠美学塑形不能解决大多数的咬合问题。美学塑形通常是折中方案的最佳选择，或在其他治疗结束后对牙齿外形做最后的修饰。

绽放您的笑容 » 这是一位31岁的选美冠军，她的的尖牙较长。牙医采用美学塑形技术在1小时内为她改善了尖牙形态，改善了笑线。

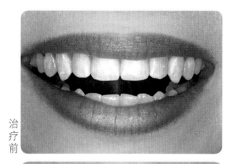

治疗前

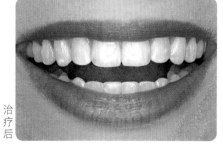

治疗后

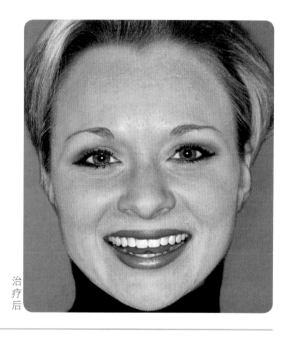

治疗后

微小的调整产生巨大的变化 » 这位牙科卫生士的前牙有部分重叠，上颌前突。虽然正畸是最理想的方案，但她仍然选择了对两颗前牙进行美学塑形的治疗方案。对比前后，牙齿看起来似乎更齐、更薄，同时也改善了牙齿前突的问题。

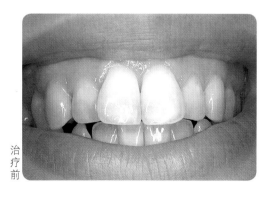

治疗前

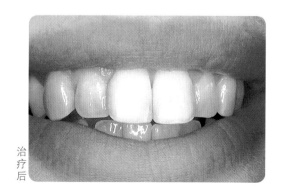

治疗后

8

解决方案3　树脂粘接修复

赢得胜利的笑容 » 不正确的咬合关系会导致笑线不对称。这是一位选美小姐，她想改善自己的笑容，为即将到来的比赛做准备。她选择了复合树脂粘接修复和牙齿美学塑形。治疗完成后，崭新且灿烂的笑容使她的面部轮廓看起来更加协调，帮助她成为人生赢家（几天后她赢得了选美比赛）。

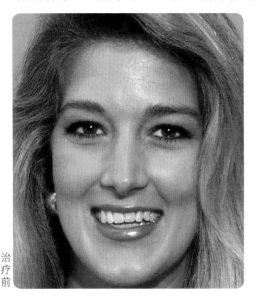

治疗前

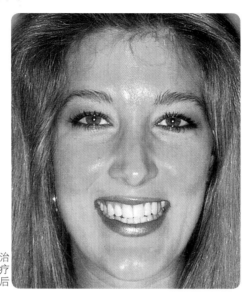

治疗后

使笑容丰满 » 这是一位45岁的商务人士，牙齿内倾破坏了他原本的帅气与英俊。内倾的牙齿看起来比实际短，位于右侧上牙的陈旧的银汞充填物也让他不满意。他选择复合树脂粘接技术修复了10颗上前牙，一次就诊就拥有了全新的笑容。

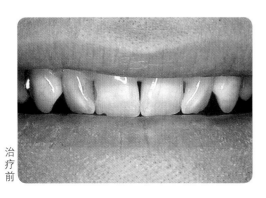

治疗前

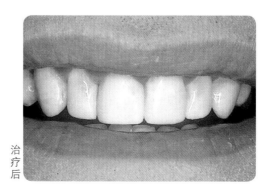

治疗后

树脂粘接能改善咬合问题吗？

树脂粘接联合美学塑形，可以用来改善某些类型的反𬌗。通过对上牙进行树脂粘接修复，对下牙进行美学塑形，可以改善上下牙齿的咬合关系。相反，对某些特殊病例而言，树脂粘接修复可以通过增加下前牙的厚度，而使上牙前突的问题从视觉效果上有所改善。然而，对于绝大多数的咬合问题，树脂粘接不是很好的办法。在不改变咬合的前提下，树脂粘接修复对于改善牙齿变色、缺损、轻微拥挤、磨损或者牙缝的问题是更有效的办法。

▷ 如何完成
见第229页

解决方案4　瓷贴面

想拥有更加饱满的笑容吗？

对于窄小的牙弓，瓷贴面修复是明智的选择。如果牙齿是健康的，可以用瓷贴面扩展牙弓，并选用较为明亮的瓷贴面颜色，这样会让患者的笑容看起来更加饱满。然而，如果牙齿上有较多不良充填体，采用全冠修复则效果更佳。

> 如何完成
> 见第230～231页

让迷人的笑容为自己代言 » 这位部长先生的牙齿拥挤不齐，他希望提升自己说话时的面部形象。牙医首先采用美学塑形，然后采用瓷贴面修复技术对现有的牙齿进行了美学形态调整，大大提升了笑线。治疗完成后，崭新的笑容让他整个面部更加英俊。

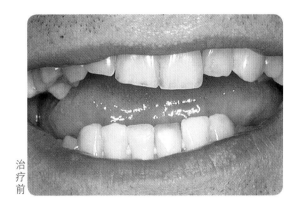
治疗前

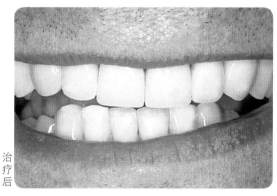
治疗后

磨牙症可以毁掉美好的笑容 » 这位男士很不喜欢自己宽大的牙缝。此外，习惯性的磨牙让他的牙齿变得很短，而且形状不规则。他希望牙齿变得好看并且自然，颜色不要太白而显得突兀。由于他还希望尽可能保留天然的牙齿，所以超薄的、颜色略微明亮的瓷贴面成为首选的治疗方案。患者对治疗后的效果非常满意，他灿烂的笑容经常会获得别人的赞美。

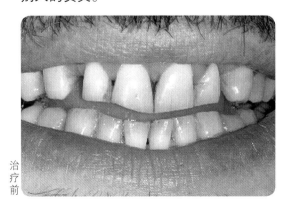
治疗前

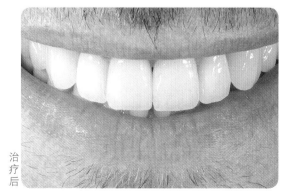
治疗后

8

更明亮、更饱满的笑容 » 这位女演员兼模特对微笑时嘴角两侧后牙区呈现的暗色区域（她称之为"黑洞"）很苦恼。牙医选择颜色明亮的瓷贴面对前牙和后牙同时进行了修复，瓷贴面明亮的色泽不仅让她的笑容变得饱满，也掩盖了因为颜色发暗而显得后缩的问题牙齿。

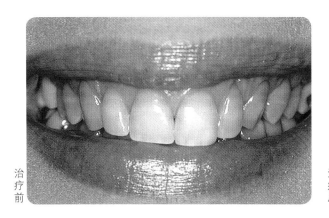
治疗前

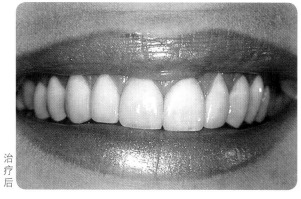
治疗后

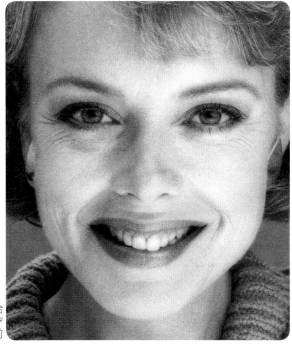
治疗前

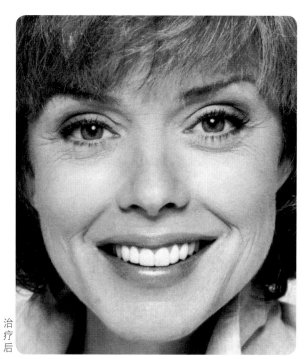
治疗后

解决方案5　全冠修复

全冠修复能帮您恢复
咬合正常吗？

对于因年龄增长或磨牙症造成的牙齿重度磨损，全冠修复（而不是正畸治疗）也许是更好的治疗方法。全冠修复还可以与正畸治疗相结合，将下牙向后推，或改善上牙前突的问题。

您的笑线是否已经变平了？ 》 这是一位61岁行政主管，其前牙和后牙磨损很严重，导致牙齿切端的边缘几乎变成了直线，而且牙齿显得过小，与面部比例很不协调。当所有的牙齿完成全冠修复以后，之前磨耗的牙齿结构重新恢复到正常的状态，让他显得年轻英俊。

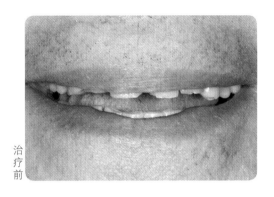
治疗前

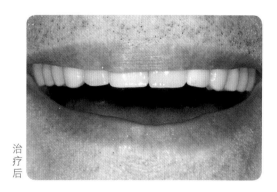
治疗后

别让笑容显得苍老 》 这是一位25岁男模特。由于他的尖牙比其他前牙长，从而形成反向的笑线，这让他的容貌显得苍老。用全冠修复上颌的4颗前牙后，可以明显地看到2颗中切牙的牙冠被延长，呈现出更年轻、更有魅力的笑线。

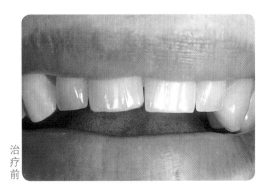
治疗前

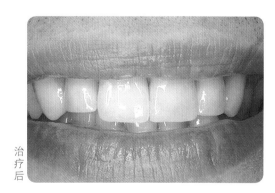
治疗后

为什么**要延长**上牙?

这些示意图说明了如何通过延长上前牙牙冠的长度（使用树脂粘接、瓷贴面或全冠修复技术）来呈现更具吸引力的笑线。

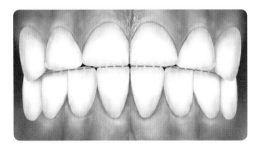 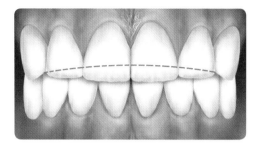 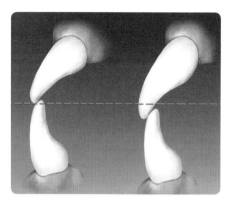

能够延长和美化牙齿的联合治疗 » 这是一位57岁女士，她的后牙过度磨耗后，前牙也开始出现磨损现象。治疗的第一步是让患者佩戴可摘戴的殆垫，以确定能否在轻度打开咬合的前提下为延长前牙牙冠提供足够的空间，并同时保证颌面肌肉在治疗后处于放松和舒适的状态。经过大约3个月的殆垫治疗，需要治疗的牙齿已经适应了重新建立的咬合关系。所有后牙采用金属烤瓷冠进行修复，前牙采用复合树脂改变牙齿的颜色和形状，并同时延长了前牙的长度。多种治疗方法的联合使患者的笑容和整个面貌都焕然一新。

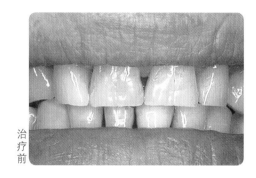
治疗前

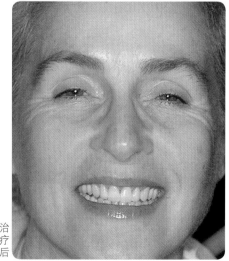
治疗后

哪种方案最适合您?

	正畸治疗	美学塑形
治疗时间		
	大多数情况下，6~24个月	1个小时
日常维护		
	·每天刷牙和使用牙线 ·治疗完成后每年检查2~4次 ·每周至少有几个晚上佩戴保持器	·每天刷牙和使用牙线 ·每年专业洁牙2~4次
治疗效果		
	重新排列牙齿通常能矫正咬合问题	在几分钟内就能解决轻度的咬合问题，能够预防错𬌗引起的头痛及其他问题
疗效维持时间*		
	如果每周至少有几个晚上佩戴保持器，效果是永久性的	永久性
费用†		
	每颗牙1500~7500美元	每颗牙250~2500美元
优点		
	·大部分人如果戴牙齿保持器，效果是永久性的 ·能够治疗或预防TMJ的疼痛 ·改善咬合能力 ·改善嘴唇的位置	·牙齿美学塑形的最后环节 ·1次就诊，即可完成 ·可以通过重塑对颌牙来改善咬合 ·牙齿看起来更整齐
缺点		
	·耗时较长 ·需要在一定时期内佩戴保持器 ·可能需要联合正颌外科手术以获得完美的效果 ·治疗效果的保持取决于错𬌗畸形的严重程度以及不良习惯	不能解决咬合问题

*这个数据是基于笔者的临床经验，并结合了3所大学的研究成果以及保险公司的评估标准。由于每个人牙齿情况不同，有许多因素会影响牙齿治疗的远期效果，而其中有些因素取决于您个人以及您的医生。

†根据牙科治疗的难度、患牙情况、患者的牙病以及系统病史、期望值、牙医的资质和美学设计水平的高低，治疗费用可能会有所不同。

†临时美学修复体需要额外付费。

8

树脂粘接	瓷贴面	全冠修复
每颗牙大约需要1小时	2次就诊；在大多数情况下，每次需要4~6小时，每次处理10颗牙齿	2次就诊；在大多数情况下，每次需要1~4小时，每次处理4颗牙齿（处理更多的牙齿或进一步治疗需要更多时间）
· 根据牙齿着色的程度，每年专业洁牙2~4次 · 每天使用牙刷和牙线 · 小心咬合，避免产生不良的扭力	· 根据牙齿着色程度，每年专业洁牙2~4次 · 每天使用牙刷和牙线 · 小心咬合，避免产生不良的扭力	· 每天使用牙刷和牙线 · 每年专业洁牙2~4次 · 避免咬硬物和冰块 · 每年进行一次或多次氟化物治疗（根据需要）
在某些情况下，是快速有效的折中方法	根据错𬌗的严重程度，即使没有解决实际咬合问题，也能使笑容更美观	改善不良咬合导致的牙齿不齐，需要几周
5~8年（影响因素包括牙齿断裂、软组织问题、龋坏、个人家庭护理）	5~12年（影响因素包括牙齿断裂、软组织问题、龋坏、个人家庭护理）	5~15年（影响因素包括牙齿断裂、软组织问题、龋坏、个人家庭护理）
每颗牙500~1750美元	每颗牙950~3500美元[‡]	每颗牙950~3000美元[‡]
· 可以改善牙齿的颜色和形状 · 1次就诊，即可完成 · 可以重塑上前牙，让牙弓看起来更宽 · 可以使牙冠延长 · 可以让牙齿略微排齐 · 比瓷贴面或全冠修复成本低	· 可以改善牙齿的颜色和形状 · 1次就诊，即可完成 · 可以重塑上前牙，让牙弓看起来更宽 · 可以使牙冠延长 · 可以让牙齿略微排齐 · 磨除牙齿的量小于全冠修复	· 可以改善牙齿的角度、形状和颜色 · 后牙全冠修复后，可以重建咬合关系和改善面部美观 · 可以使牙冠延长
· 不能解决咬合问题 · 牙齿可能碎裂 · 可能需要每3~8年更换一次 · 仅适应于轻微的咬合问题 · 牙齿看起来会更厚	· 不能解决咬合问题 · 牙齿可能碎裂 · 每5~12年需要更换一次 · 仅适应于轻微的咬合问题 · 牙齿看起来会更厚 · 与树脂粘接相比，价格更贵	· 牙齿形态改变（绝大多数牙釉质被去掉） · 可能需要每5~15年更换一次 · 需要局部麻醉 · 或许不能解决咬合问题 · 可能需要去除牙神经来大幅度调整牙齿位置并矫正唇线的位置 · 与树脂粘接或瓷贴面相比，价格更贵

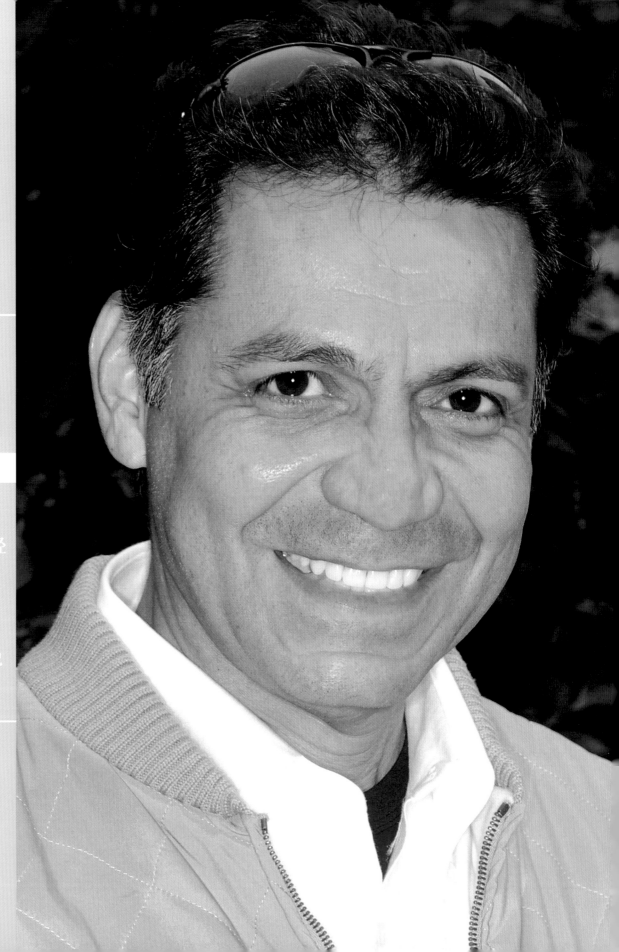

9

FIND OUT . . .

无须整容手术，如何获得年轻
的容颜
是什么让笑容显得苍老
改善笑容为什么永远为时不晚

关于时光
It's About Time

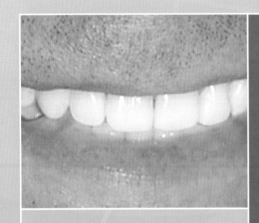

牙科美学治疗可以让
您看上去年轻好几岁

　　为了让容貌更加引人注目，消费者每年投入到美容相关服务和产品上的花费高达几亿美元。不计其数的女性以及越来越多的男性试图通过面部提升除皱或其他整容手术来改善自己的容貌，让自己看上去更加年轻从而保持职场竞争力。当很多人获益于整容手术时，另外一些人仅仅依靠牙科美学治疗也达到了很好的效果。毕竟，笑容是人类面部最重要的特征之一。美丽和健康的笑容可以隐藏真实的年龄。与之相反，当微笑时露出的牙齿有磨耗、着色、缺损或缺失的问题，您将显得比实际年龄大好几岁，而且这种情况无法通过整容手术得到改善。

　　如果希望让笑容甚至整体形象显得年轻，请向牙医咨询对您有帮助的牙科美学技术。在原有的基础上提升个人形象，实际年龄永远不是问题。

如何才能 显得年轻？

牙科医学在改善容貌方面的作用常常被误解和低估。很多人认为只有义齿修复才能改善笑容，而事实并非如此。一些花费不高但有效的牙齿美学修复技术，如美学塑形、漂白、树脂粘接修复往往能获得异乎寻常的美学效果，并且通常1次就诊即可完成。

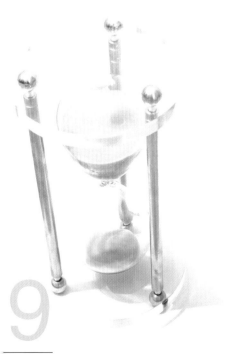

9

让您保持年轻笑容的10点建议

1. 注意非自然的牙齿磨损，避免磨牙。
2. 认真做好口腔卫生的维护，预防牙龈退缩和牙槽骨吸收。
3. 在不良后果出现之前替换不良充填体。
4. 更换已经损坏的牙冠或者固定桥。
5. 漂白着色的牙齿。
6. 尽快修复缺失牙。
7. 改善不良的咬合关系。
8. 不要咀嚼冰块、硬糖或吸吮柠檬。
9. 请牙医为您实施可以采集影像的口内检查。
10. 避免磨损牙齿的不良习惯，例如刷牙力量过大。

微笑 101 是什么让笑容显得苍老？

随着年龄的增长，前牙切端逐渐磨耗以至于与其他牙齿的长度看起来一样。同时，上下嘴唇的肌肉张力也会下降。凹陷松弛的上嘴唇可能会覆盖更多或全部的上前牙。下嘴唇的松弛下垂会使下前牙暴露得更多。另外，牙齿的颜色慢慢变深。这些现象的发生致使笑容显得苍老。

专家建议 一切源于笑容！

获得年轻容貌的最佳方法是按照以下顺序整合各项专业的优势：牙科美学、化妆美容学和整形外科学。采用牙科美学的方法改善笑容是第一步。然后遵循专业化妆师和发型师的意见进一步提升外表形象（见第12章）。如果还有其他方面的困扰，比如皱纹和松弛的皮肤，可以向有资质的整形外科医生继续寻求帮助（见第11章）。

健康需要终身维护！

随着年龄的增长，有些人停止了对自身健康的正确保养，包括牙齿健康。如果您也如此，请记住，重新开始关爱自己永远为时不晚。如今，越来越多的老年人开始寻求正确的方法解决牙齿问题并改善外表。如果您发现家人或者身边的朋友不再关注自己的容貌，请把这本书分享给他们，让他们认识到年轻的笑容可以带来多么美好的感受。您的分享不仅有可能在很大程度上改变他们的外表，甚至还可能改变他们对人生的看法。

您应该了解哪些知识

预防：抵抗衰老的最佳方式

您可以在人生的各个阶段都保持完美的笑容。好的口腔保健（包括正确刷牙、使用牙线和定期的专业口腔检查）可以让您的牙齿、牙龈和牙槽骨处于健康状态。以下是如何维持牙齿健康的建议：

► 如果您不确定自己的刷牙方法是否正确，请向牙医或洁牙卫生士咨询如何正确地刷牙。尽管日常生活中牙齿的机械磨耗是不可避免的，但不正确的刷牙方式常常加速了牙齿的磨耗。

► 请购买可咀嚼的口腔菌斑显示剂，它们可以清楚地显示您刷牙时忽略的、菌斑残留的区域，这些区域呈现红色。

► 根据牙医的建议，可以考虑购买具备特殊清洁功能的电动牙齿清洁工具。研究表明，使用电动牙刷可以提高牙齿清洁的效率。

► 请选择有能力实施深度预防维护计划的牙医。这个计划应该包含每年3～4次的专业牙齿清洁、正确的家庭保健指导、菌斑监测及控制、牙周探针检查，并能够在必要的时候及时将您转诊给其他专科医生，比如牙周专科医生。

美学塑形

恢复美丽无须
昂贵的价格!

美学塑形是解决牙齿单纯性磨耗问题最经济的方法。通过调整上牙的外形，让牙齿看起来比实际更长。

微笑 101 哪些原因导致牙齿磨耗?

通常情况下，导致牙齿快速异常磨耗的因素并不是年龄增长。咬合不平衡或者有磨牙的习惯，都可以引起牙齿的严重磨耗。如果您的牙齿已经被磨耗，有几种方法可以改善这个问题。您可以选择树脂粘接或瓷贴面的方式延长上前牙，并降低下前牙的高度。或者可以通过美学塑形对上前牙的外形进行调整，使上前牙看起来比实际更长。如果您有夜磨牙的习惯，也可以佩戴合适的𬌗垫。

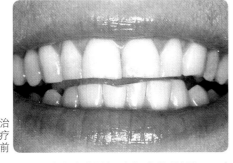
治疗前

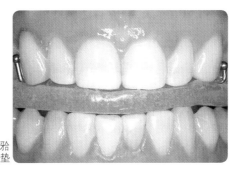
𬌗垫

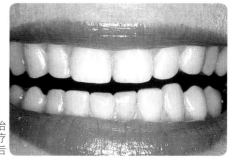
治疗后

别让磨耗的牙齿为您增龄! » 夜磨牙或磨牙症是这位31岁女经理牙齿磨耗的主要原因。除了牙齿不美观，她还长期感觉头痛、颈椎和背部不适。医生最终的诊断是颞下颌关节紊乱综合征（TMD）。治疗方案是通过佩戴可摘式𬌗垫治疗TMD，并预防牙齿进一步磨耗。为期3个月的治疗不仅缓解了TMD的症状，也降低了面部肌肉张力，而呈现方形和偏阳刚之气的上前牙也通过美学塑形得到改善，为她创造了更美、更柔和的笑容。

9

树脂粘接

消除着色和不对称，打造年轻的笑容 » 这位女士认为着色、不对称的牙齿使她的笑容显得苍老。对上下牙进行树脂粘接修复和美学塑形后，她的牙齿变得更加明亮、更加匀称，而且笑容也显得年轻了。

利用树脂粘接技术修复磨耗的牙齿，只需几个小时即可恢复您年轻健康的笑容。尽管树脂修复体在远期需要修补或重新制作，但是这项治疗比瓷贴面或全冠修复的费用低一些。

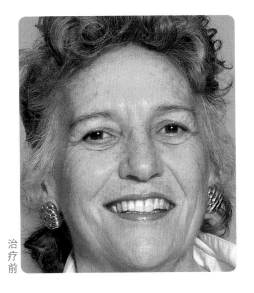

治疗前

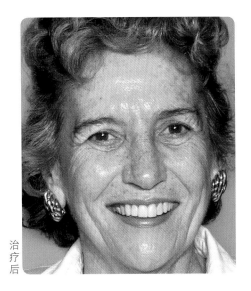

治疗后

▶ 如何完成
见第229页

保持自然 » 磨耗、着色的牙齿以及牙面上的不良充填物破坏了这位女士原本迷人的笑容。然而，她希望尽可能不要采用全冠修复，以免损伤"好的"牙齿。 树脂粘接技术延长了6颗上前牙。此次治疗并没有错误地将牙齿颜色恢复得过白，否则会让这些牙齿看起来会很不自然。接下来的9年中只需要对树脂修复体每6～12个月抛光一次，直到必要时再更换。

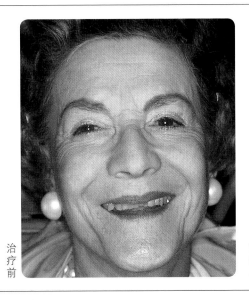

治疗前

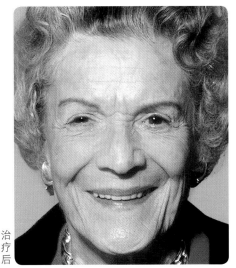

治疗后

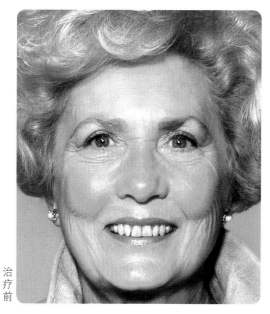
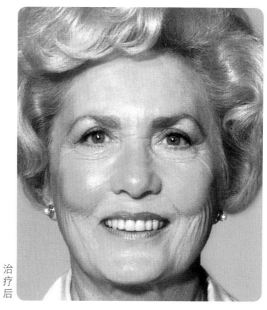

治疗前

治疗后

让您的笑容更柔和 » 这位女士对自己着色、扭转的牙齿很不满意。另外，她感觉尖锐的牙齿看起来很像动物的牙齿。针对第一个问题，6颗上前牙采用美学塑形调整了形态，然后采用树脂粘接修复让这些牙齿看起来整齐。请注意，仅仅通过对树脂修复后的牙齿进行形态调整就让她的笑容变得柔和。

制订计划让自己显得年轻 » 由于这位男士已经清楚地意识到牙齿着色、磨耗和牙缝让他看起来比实际年龄更老。他希望尽快解决这个问题，以便参加一个重要的社交活动。他选择了复合树脂直接修复作为临时解决方案，因为这个操作不需要磨除牙体组织，并且一次就诊即可完成。尽管治疗的重点在于上前牙，而下前牙的牙缝也同时被关闭了。治疗完成后，他对自己年轻的形象非常满意。7个月后，树脂粘接材料被瓷贴面和全瓷冠替换，从而获得强度更高、使用年限更长的修复结果。

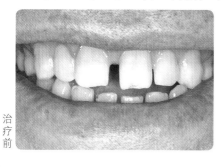
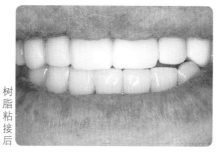
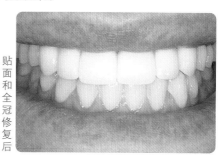

治疗前

树脂粘接后

贴面和全冠修复后

9

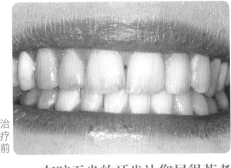
治疗前

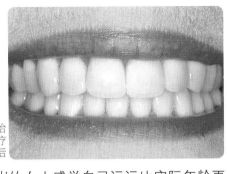
治疗后

灰暗无光的牙齿让您显得苍老 » 这位58岁的女士感觉自己远远比实际年龄更年轻，但遗憾的是着色而灰暗的牙齿让她看上去反而苍老很多。牙医采用明亮的瓷贴面修复前牙并结合全瓷冠修复后牙，使她的笑容与原本漂亮的脸庞更加协调。

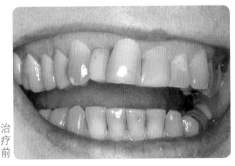
治疗前

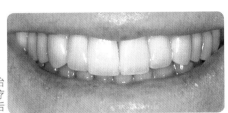
治疗后

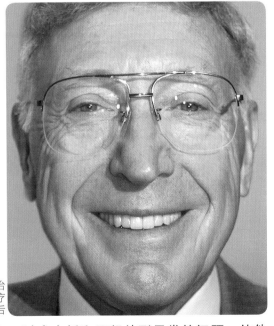
治疗后

微笑的力量 » 这位主管有牙齿着色、过度磨耗和牙龈外形异常的问题，使他的笑容显得苍老。在牙龈外形和功能得到改善以后，牙医用瓷贴面修复了5颗上前牙，并采用全冠和嵌体修复了后牙。最终，牙齿不仅变得明亮，而且形态协调、排列整齐。最重要的是，他看上去比实际年龄年轻了很多，正如他个人的感觉。

拥有梦寐以求的牙齿！

　　前牙的着色和磨耗是泄露年龄秘密的两个特征。如果牙齿的健康状况良好，采用瓷贴面对牙齿进行美化是让您看起来更年轻的绝佳方法。您的咬合情况决定了您应该选择瓷贴面修复还是全冠修复。在很多情况下，对下前牙进行美学形态调整并结合瓷贴面技术延长上前牙，可以让容貌重返年轻。

> 如何完成
见第230～231页

全冠修复

对于牙齿重复磨耗的患者（无论是什么原因），全冠修复可以最大限度地改善这一问题。这项技术甚至可以为您恢复之前的咬合关系。另外，制作全瓷冠的瓷材料具有很好的美学特性，在完全遮盖牙齿颜色问题的同时，可以让牙齿变得整齐，并同时修复磨损的牙齿。

治疗

须知

重建咬合功能

- 如果您的咬合关系已经完全紊乱了，那么第一步需要做的是佩戴塑料材质或复合树脂制成的咬合矫治器。如果您能够适应这个矫治器，就有机会通过全冠或固定桥来重建您的咬合。
- 第二步是戴上临时冠或临时桥修复体，替代之前的咬合矫治器（注：有些牙医可能会直接进入这一步的治疗，省略使用矫治器治疗）。
- 最后一步是将临时修复体替换成最终的、更耐久的冠或固定桥。

如何完成
见第232～237页

舒适与美观并重 » 尽管这位69岁的退休女主管身体状况欠佳，但是她仍然希望改善牙齿的功能和外表形象。对于身体状况不好的患者，折中的治疗方案是尽量选择省时省钱的方法来提升他们的笑容。采用临时修复材料为所有余留的牙齿制作了冠桥修复体，这个治疗方案不仅让牙齿变得明亮，同时重建了牙齿外形，从而改善了她的容貌。这位患者快速拥有了好看的笑容。

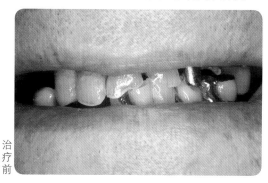

治疗前

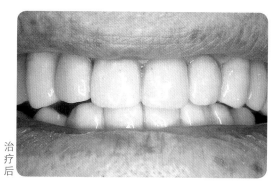

治疗后

9

不要拔掉健康的牙齿！

绝对不要拔掉有足量牙槽骨支持的牙齿，即使这颗牙只剩下牙根。如果您的牙槽骨存在病变，那么您需要接受牙周手术来挽救牙齿。这类手术通常是有意义的，因为健康的牙根通常比种植体具备更好的功能。

让美好的笑容为您代言！» 这是一位商务人士，他的前牙严重磨耗，以至于暴露了右上侧切牙树脂贴面下的金合金基底。其他牙齿的树脂贴面冠也老化变色，让他看起来比实际年龄衰老很多。颜色明亮的全新瓷冠以及更加年轻的容貌使他的笑容引人注目。

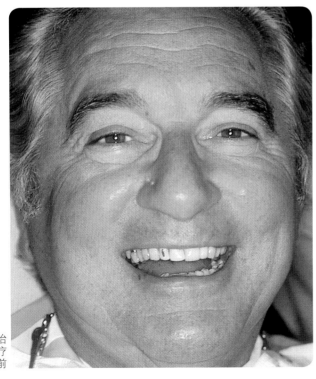

治疗前

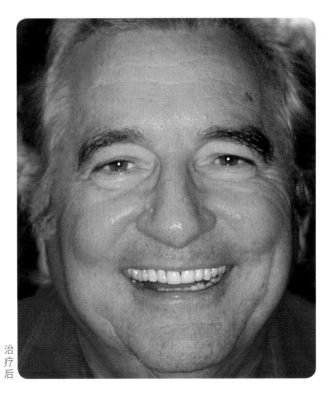

治疗后

正畸治疗

做出改变的时机到了吗?

根据美国正畸协会的统计,超过1/5的正畸患者是成年人。与过去几年相比,透明陶瓷托槽和塑料材质牙套的应用,让正畸治疗更容易被人们接受。如果您的牙齿问题能够通过正畸解决,那么一定要在合适的时机接受正畸治疗。牙齿移动与年龄无关。咬合关系得到改善以后,您整个人的精神面貌都会有所改观!

> 如何完成
> 见第243页

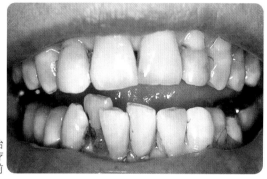

治疗前

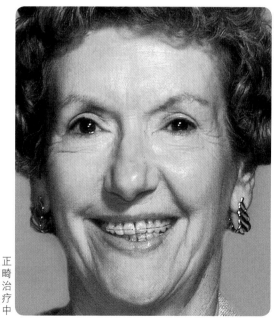

正畸治疗中

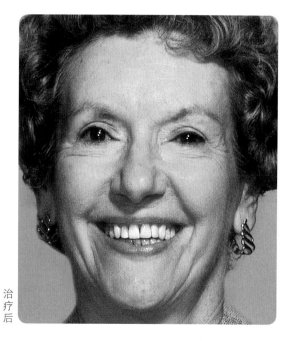

治疗后

永远不晚 » 这是一位65岁女士,她的牙齿拥挤不齐,让她看上去略显苍老。10个月的正畸治疗帮助她排齐了牙齿,然后牙医采用复合树脂粘接为她重塑了前牙的外形,使牙齿颜色更加亮白,并且有效地遮盖了变色的旧充填体。任何年龄的人重新排列牙齿,都为时不晚。

9

年轻笑容，持续一生 » 这是一位56岁的女士，她非常重视健康，希望纠正自己不良的咬合问题。她选择了正畸治疗，并且是采用与牙齿颜色接近的陶瓷托槽进行矫治，经过18个月后牙齿排列整齐了。随后，牙医通过复合树脂粘接修复为她进一步改善了笑容。在正畸完成后的24年时间里，她的笑容一直都非常美丽。尽管树脂粘接修复体需要细心的爱护和定期的修补才能获得长期的效果，但是重新排列牙齿是能够解决根本问题并受益终生的治疗。

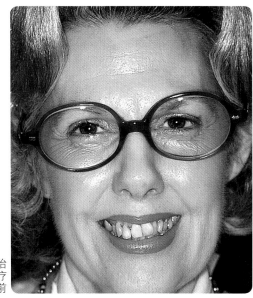

治疗前

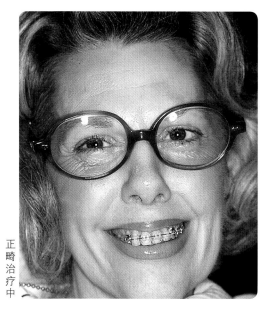

正畸治疗中

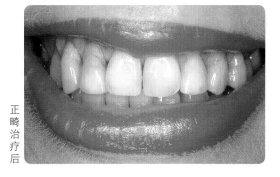

正畸治疗后

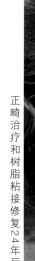

正畸治疗和树脂粘接修复24年后

义齿修复

牙齿缺失会让您的
笑容苍老吗？

如果您有个别牙齿或全部牙齿已经缺失，或者面临无法修复而必须拔除某些牙齿，那您需要重视的是不要让拔牙和修复缺失牙之间相隔的时间太久。牙齿缺失会造成面部塌陷和嘴唇凹陷。同时，鼻子也似乎朝下颏靠近。松弛萎缩的皮肤会出现深深的皱纹，让您老态横生。义齿修复能够帮助您避免所有这些问题，为您塑造崭新的笑容。

> **专家建议** 义齿修复并非一劳永逸！
>
> 义齿发生折裂和缺损的风险远远大于天然牙，因此最好准备一副备用义齿以便应对不时之需，尤其当您外出旅行时。当您佩戴的义齿需要修补时，备用义齿就可以发挥作用了。尽管费用昂贵，但是，如果您希望任何时候都能保持完美的笑容，您也许需要一副与之前的义齿完全相同的复制品。还需要注意的是，如果您的义齿是由丙烯酸塑料制成的（大多数义齿采用这类材料），那么在3~6年内，可能出现义齿磨损的现象。如果您同时有磨牙症，磨损出现的时间可能大大提前。当出现义齿磨损时，一定要及时地进行垫底、重衬或重新制作，这样才能保证义齿稳定的功能，保持您美丽的笑容。

您的旧义齿还合适吗 » 由于佩戴的上颌义齿对唇部缺少支持，这位48岁的女士看上去有些苍老。新的上颌义齿为上唇提供了很好的支撑，让唇部更加丰满，使她的笑容变得更年轻。

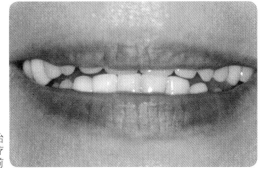
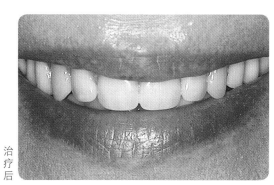

治疗前 治疗后

9

您应该了解哪些知识

您需要哪种类型的义齿?

即刻义齿

即刻义齿是指以即将被拔除的完整的天然牙形态作为参考，在牙齿拔除后即刻替换缺失的牙齿。这类义齿可以让您免除在模型上进行调试的过程。由于拔牙后牙龈和骨组织会萎缩，义齿有可能会出现固位不稳的现象。然而，重衬可以让义齿重新适应变化，方法是在义齿基托的内侧面放置衬垫材料，使其与牙槽骨和牙龈的形态更匹配。同时，这也意味着即刻义齿的使用周期短于传统义齿。即刻义齿的修整和重衬也可能需要额外付费。

传统义齿

待牙齿拔除和组织愈合后，才能进行传统义齿的修复，整个调试过程通常需要就诊3～6次。在这个过程中，您能够对义齿的舒适度和美观性做出评价。您的牙医会就义齿的颜色、外形以及嘴唇的位置提出建议。需要注意的是，如果牙齿颜色过白，会让义齿显得虚假不自然。传统义齿与即刻义齿的费用相同。部分牙医会在总的治疗费用里纳入后期调磨修整的费用。

定制义齿

定制义齿可以恢复患者特有的牙齿颜色、牙龈及其他组织结构，甚至能够模拟出金或银汞充填体，高度还原患者原有的牙齿特征。因此，定制义齿是最美观，也是最昂贵的义齿。

种植牙

种植牙是最好的
修复方式吗？

如果您因为外伤或牙周病失去了牙齿，可以通过种植牙进行修复。在修复单颗或多颗缺失牙方面，种植牙具有很多优势，这项技术的应用也越来越广泛。即使您的牙槽骨有大量缺损，不能很好地支持种植体，也可以通过骨移植技术对骨缺损进行修复，然后再植入种植体。

> 如何完成
> 见第240 ~ 242页

无所畏惧 » 这是一位年纪较大的女士，她自述有牙科恐惧症。因为害怕看牙，她的牙齿已经出现变色脱落的问题。在贴心的专业团队和口服镇静药物的帮助下，她克服内心的恐惧，完成了长达6小时的种植手术。术后，她拥有了一个由6颗种植体支持的、具有吸附性的、可摘式桥修复体。崭新的笑容和美丽的外表让她获得了极大的自信，同时也让她肯定了之前经历的治疗是有价值的。

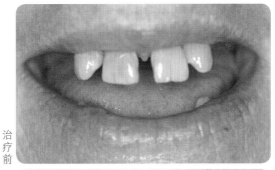

治疗前

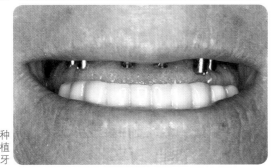

种植牙

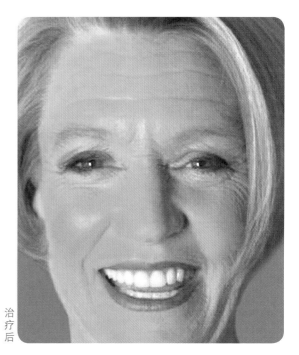

治疗后

9

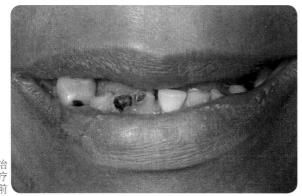

治疗前

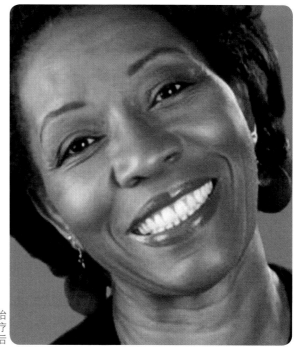

治疗后

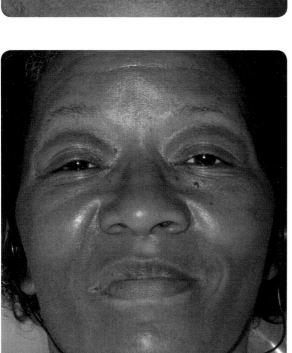

治疗前

牙齿问题导致自卑 » 这是一位61岁的画家，因为牙齿问题感到尴尬，以至于她微笑时常常用手捂嘴。由于部分余留的牙齿已经不能被修复，种植体支持的义齿是最好的选择。牙医在拔除无法保留的患牙后，通过骨移植术增加骨量，提高种植义齿的适应性。下颌植入4颗种植体，上颌采用可摘式活动义齿进行修复。治疗完成后，她的笑容年轻、健康。现在朋友们对她的外貌赞不绝口，同时，她的绘画作品也似乎充满了青春活力。

哪种方案最适合您?

美学塑形	树脂粘接	瓷贴面或全冠修复
治疗时间		
大约1小时	每颗牙1小时	瓷贴面：2次复诊；每次约4小时 全冠修复：2～3次复诊；每颗牙1～2小时
日常维护		
每天刷牙和使用牙线	·每年3～4次专业口腔洁治 ·小心咀嚼——树脂粘接的牙齿容易碎裂 ·使用牙线时，将牙线从牙中间抽出来，而不是从切端强行拽出 ·根据情况及时就诊修补	·每年专业洁牙3～4次 ·避免咬硬物和冰块 ·每天刷牙和使用牙线 ·每年一次氟化物治疗
治疗效果		
部分患者可获得年轻的笑容	能够延长前牙，获得更年轻的笑线，修复明显的牙体缺损和着色	瓷贴面：能够延长前牙，获得更年轻的笑线 全冠修复：获得年轻笑容的最佳选择
疗效维持时间*		
无明确期限	5～8年	5～15年
费用†		
单颌350～2500美元	每颗牙250～2500美元	每颗牙950～3500美元‡
优点		
·对某些患者来说是最快选择，尤其针对磨耗的牙齿 ·最经济的选择 ·永久性结果	·可以同时实现牙冠延长和牙齿美白，创造更年轻的笑容	瓷贴面： ·能够同时实现牙冠延长和牙齿美白 ·效果持久 ·与树脂粘接相比，需要的维护更少 全冠修复： ·最优的解决方案，尤其可以让笑容更协调 ·是打开咬合的最佳修复方法
缺点		
·有时不能彻底解决问题 ·通常是折中而不是理想的治疗方式	·有可能无法解决问题 ·通常是折中而并非理想的选择 ·定期修补和维护 ·咬东西时要多加小心	瓷贴面： ·有可能无法解决问题通常是折中的而并非理想的选择 全冠修复： ·需要磨削牙齿 ·与美学塑形或树脂粘接相比，费用更高

9

*这个数据是基于笔者的临床经验，并结合了3所大学的研究成果以及保险公司的评估标准。由于每个人牙齿情况不同，有许多因素会影响牙齿治疗的远期效果，而其中有些因素取决于您个人以及您的医生。

†根据牙科治疗的难度、患牙情况、患者的牙病以及系统病史、期望值、牙医的资质和美学设计水平的高低，治疗费用可能会有所不同。
‡临时美学修复体需要额外付费。

正畸治疗	义齿修复	种植牙
6个月至3年	2~5次就诊	常规种植：第一次就诊实施外科手术，3个月后接入愈合基台，然后进行全冠修复 即刻种植：外科手术植入种植体后即刻用临时冠修复，3个月后更换永久冠
· 每天认真刷牙和使用牙线 · 牙齿排齐后每年复查2~4次 · 无限期佩戴保持器，至少每周佩戴几晚	· 每年2次复诊，检查义齿是否合适以及牙齿磨耗和组织健康情况 · 专业的义齿清洁	· 每年维护4次 · 遵循个体化的家庭护理方案 · 戒烟
通过移动牙齿恢复牙列的整齐，使您看起来更年轻	容易让您的容貌显得很年轻	尤其适用于缺牙的患者，让他们感觉恢复了原有的天然牙，并且比天然牙更棒
如果常规佩戴保持器至少每周几个晚上，效果可以是永久的	具有良好的初期效果，如果义齿是塑料材质就可能会出现磨损	无限期
每颗牙3500~9000美元	· 即刻义齿：全口（上颌及下颌）义齿575~2500美元，手术费用需额外支付 · 定制义齿：单颌1500~6000美元	种植体加冠2000~7000美元
· 是矫正颌骨畸形、牙列拥挤、牙缝或咬合问题的最好方法	· 对于全口牙缺失的患者，是重新创造年轻笑容的最快捷方法	· 是修复缺失牙齿，获得自然年轻笑容的最佳方式 · 不损伤邻牙 · 保存牙槽骨 · 使用寿命比固定桥修复体长
· 通常需要无限期佩戴保持器	· 上颌义齿基托覆盖整个腭部 · 配合种植体修复可以获得更好的咀嚼功能	· 如果前牙区骨量不足，很难进行种植修复 · 对于吸烟或因服用双膦酸盐药物导致组织愈合缓慢的患者，种植失败率较高

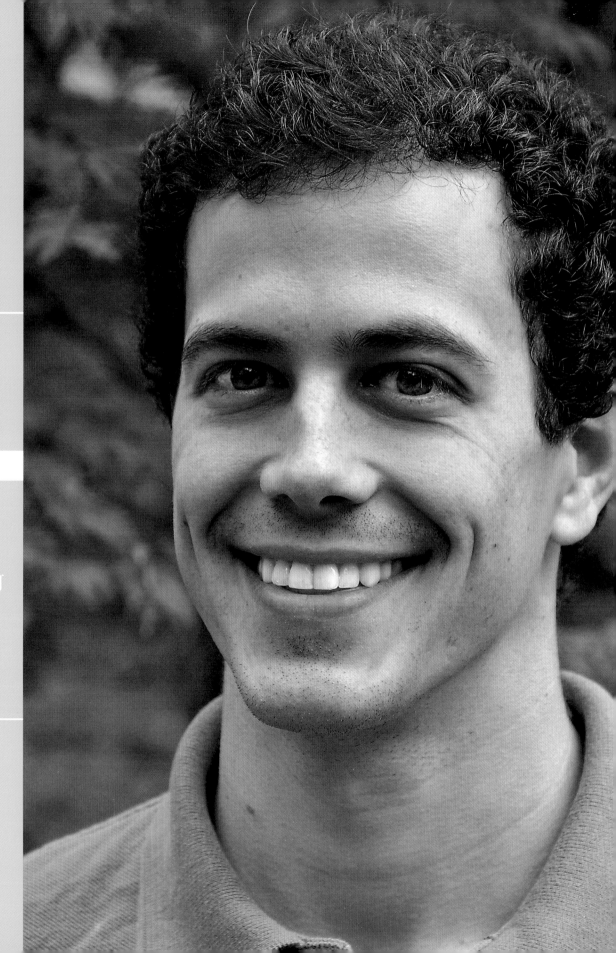

10

牙龈至关重要
Gumming up the Works

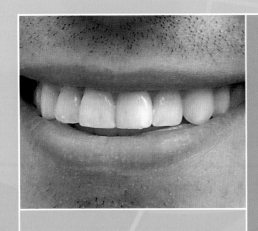

您的牙龈是否让您的笑容看起来不够完美

如果把牙齿想象成一幅画布，牙龈组织便是镶嵌画布的画框。这就意味着牙龈可以提升或者破坏您的笑容。您可能拥有漂亮的天然牙齿、树脂粘接修复体、瓷贴面或是全瓷冠，但是如果您的牙龈组织暗红、肿胀或出血，您的笑容将大打折扣。同样，如果修复体边缘的牙龈组织退缩，使相邻牙齿间出现黑色三角间隙，您的笑容将变得苍老、不美观。

这一章告诉您应该怎样保持牙龈健康，以及如何解决微笑时牙龈显露过多或过少的问题。

什么是 牙龈疾病？

牙龈疾病又称牙周病，主要是由积聚在口腔中的细菌引起的。疾病早期表现为牙龈易出血、质地松软、肿胀。牙周病进一步发展将出现牙龈退缩、牙槽骨吸收、牙齿松动，最终发生牙齿脱落。另外，牙周病常预示着全身健康存在风险。研究表明，牙周病不仅与心脏病有关，而且与肺部疾病、糖尿病以及其他系统性疾病有关。

微笑101 什么是牙菌斑及牙石？

牙菌斑是指附着于牙齿上的细菌团及其产物。如果菌斑在口腔内滞留时间太久，唾液中的矿物质将使菌斑矿化变硬，形成牙石或牙垢。菌斑或牙石的积聚会刺激健康的牙龈，引发牙龈疾病。因此，在一定时间内清除牙齿上积聚的菌斑或牙结石至关重要。

专家建议 认识危险因素！

某些全身系统性的疾病会增加罹患牙龈疾病的风险。这些变化包括怀孕、荷尔蒙变化、心理压力以及临床上某些药物的应用。

牙周病 是导致成年人牙齿缺失的主要原因。

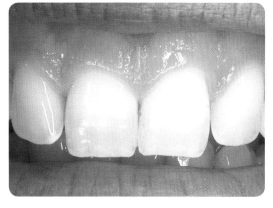

健康牙龈的图片 » 健康的牙龈组织是粉红色的，边缘呈刀刃状，表面有橘皮样的点状凹陷（点彩）。注意观察，牙龈是如何环绕牙齿颈部并形成牙齿的外围边缘。健康牙龈呈现的粉红色深浅不同，与种族、肤色有关。点彩也随年龄和性别的差异而有所不同。

10

治疗
须知

牙周病的治疗

- 通过认真仔细的家庭护理（刷牙、使用牙线以及您的牙医建议的其他方法）清除菌斑，定期拜访您的牙医或口腔保健医生进行专业清洁，预防牙周病的发生，或者在病变的早期阶段终止牙周病。

- 如果牙周病比较严重，需要专业的根面平整和病变组织刮除术。根面平整也称刮治术，可以清除牙冠和牙根面的菌斑及牙石。病变组织刮除术是指去除病变的牙龈组织。采用这两项治疗，再结合认真的家庭口腔卫生维护，可以让病情得到最大限度的控制。

- 当病情发展到晚期阶段，就需要通过牙周手术进行治疗。牙医采用外科手术的方式，翻开牙龈组织，清除菌斑和牙石，修复骨缺损，然后将组织重新固位，以便更有效地清洁。通常这种牙周手术只需局部麻醉。

- 如果牙周手术中发现牙槽骨缺损严重，可通过骨移植术或引导骨组织再生术（GBR）修复缺损的牙槽骨。整个治疗过程通常需要几次就诊。然而，借助镇静技术或住院部、门诊部的全身麻醉辅助设施，某些特殊病例可以一次性完成治疗。

不健康的牙龈可以毁掉您的笑容 » 这位患者的治疗过程分为几次，并且需要牙科卫生士参与。首先，需要评估牙周疾病的严重程度，然后在局部麻醉的作用下，分次对牙周组织深部进行刮治。为了保持术后牙龈健康，患者必须坚持不懈地做好日常的家庭维护，比如正确、持之以恒地使用牙刷牙线。

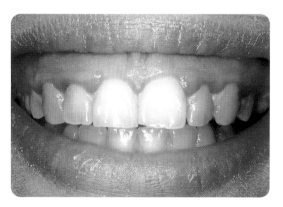

如何治疗牙周病？

晚期牙周病很难治愈，因此早发现、早治疗是最好的办法。通过治疗尽可能快速、有效地阻止病变的发展。如果您有牙周病的症状，请及时向您的牙医或牙周专科医生寻求帮助。

专家建议 预防是最佳策略！

避免罹患牙周病最好的方法是认真执行家庭护理。这包括有规律地刷牙、正确使用牙线、牙缝刷、冲洗及按摩牙龈。其宗旨是尽最大努力保持口腔卫生，避免细菌聚集。

虽然牙齿松动并不总是因为牙周病，但是如果按压牙齿时，牙齿向牙龈组织的内部方向移位，则说明该牙齿已经遭遇了牙周疾病的侵袭。如果病变的进展还没有导致牙齿出现严重的松动，及时治疗发炎和感染的牙龈组织往往能够有效控制牙周病的发展。

专家建议 松牙固定术！

若牙齿松动，牙医通常会建议采用夹板及粘接材料固定松动牙，目的是在牙龈及牙槽骨的恢复期内，使牙齿能够承受一定的咀嚼压力。松牙固定术是一种有效的临时解决方案，能够给予松动的牙齿足够的时间以恢复稳固状态。如果松牙固定术有效，那么就可以最终实施通过联冠修复将松动牙和邻牙固定在一起。这种方案不仅能够为松动牙提供支持，还可以尽量保留天然牙齿的结构。

让牙齿更坚固，笑容更美丽 » 这是一位55岁的女士，她患有牙周病。虽然采用牙周手术的方式保留了天然牙齿，但是，经过治疗的牙齿仍有松动。与此同时，她也注意到了牙周病导致的牙齿之间不美观的间隙。全瓷冠修复不仅消除了牙齿缝隙，还发挥了固定松动牙的作用。最终结果显示她的笑容变得更明亮，牙齿也更加稳固，而且牙齿之间的缝隙也消失了。

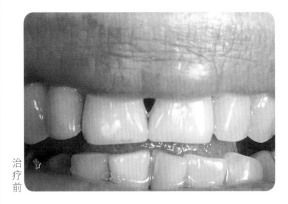
治疗前

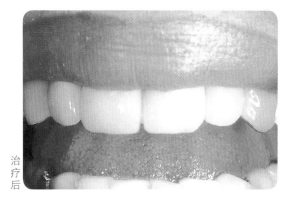
治疗后

10

您的牙齿是否看起来过长？ » 这位女士的笑线较高，微笑时暴露出右上尖牙的牙龈组织严重退缩。通过牙龈美学手术和牙龈移植，不仅修复了牙龈的缺损，还提升了牙齿功能和美学效果。

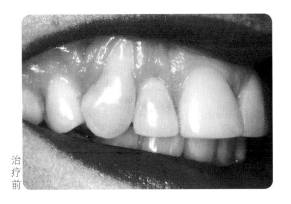

治疗前

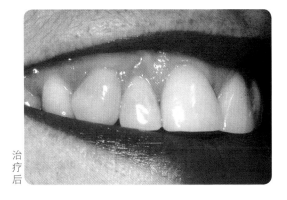

治疗后

什么原因导致
牙龈退缩？

牙龈丧失或退缩有多种原因，包括牙周病、严重感染、创伤或者牙齿拔除。牙龈退缩后，牙齿会显得更长，并出现不美观的牙间隙。遗憾的是，退缩的牙龈通常无法再重新生长。因此，牙龈组织移植术成为修复牙龈缺损或阻止牙龈继续退缩恶化的常规治疗。

专家建议 维护好牙龈！

避免牙龈退缩最有效的方法是在日常生活中保持良好的口腔卫生，同时还需要接受由专业人士提供的每年3～4次的专业洁治。此外，对全冠修复后的牙龈组织应尽快开始正确的清洁维护，即使牙龈在清洁过程中感觉疼痛也需要坚持。如果细菌积聚在牙龈周围，牙龈退缩就可能发生。

您应该了解哪些知识

隐藏退缩的牙龈

采用全冠或者瓷贴面可以掩盖牙龈退缩后留下的牙间隙，但是临床上一般不推荐这种方式，除非牙齿本身也存在缺陷并需要修复。在任何可能的情况下，树脂粘接修复被优先采纳用于重塑牙齿外形及关闭牙间隙。与全冠修复相比，树脂粘接修复往往更经济，对牙体组织的去除更少。然而，树脂材料在数年后需要更换，也更容易附着色素。

治疗
须知

牙龈退缩导致牙冠边缘暴露

如果口腔内有全冠修复体并发生牙龈退缩的情况，之前隐藏的牙齿与全冠结合的边缘就有可能显露出来（见236页）。由于牙根部的颜色比全冠深，牙根暴露不太美观，全冠的金属边缘或者瓷边缘也可能显现出来。掩盖这个问题的主要方法是去除部分全冠和牙颈部，用树脂材料粘接覆盖暴露的全冠边缘或暴露的牙颈部。然而，由于这种方式难以获得在美学上匹配的结果，略微好一些的方法是轻微钝化全冠的金属边缘，或者用深色的树脂遮盖金属边缘。如果暴露的是瓷冠的边缘与深色的牙根相连部位，这种方法更容易实现颜色的匹配，即使不够完美。当然，最理想的方法是更换全冠。

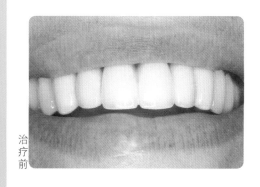

治疗前

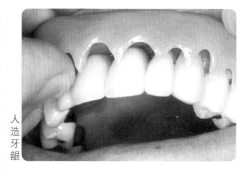

人造牙龈

简便方法恢复美观 » 这是一名24岁的学生，在一次车祸中失去上颌4颗前牙以及上颌前牙区牙槽骨。口腔医生采用固定桥修复缺损前牙。但是患者笑线较高，微笑时暴露出牙龈边缘烤瓷牙之间的三角间隙。通过制作与牙龈组织颜色相匹配的人造牙龈，可以掩盖牙齿之间这个部位的间隙。人造牙龈便于摘戴，并且对正常饮食及语言功能无影响。

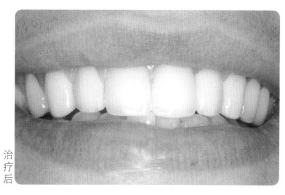

治疗后

间隙充填 » 这是一位45岁的电视台女记者，她之前接受了牙周手术并切除部分牙龈，她希望隐藏术后暴露的不美观的牙颈部三角间隙，然而她并不愿意采用全冠修复的方式。去除陈旧的充填物后，6颗上前牙的颈部周围实施了树脂美学修复。树脂粘接修复技术不仅关闭了牙颈部的三角间隙，还让牙齿变得明亮洁白。

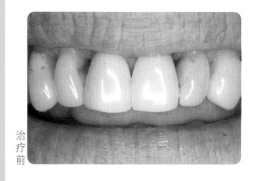

治疗前

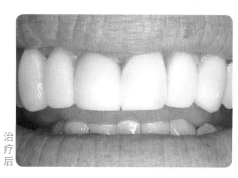

治疗后

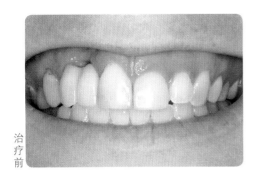

治疗前

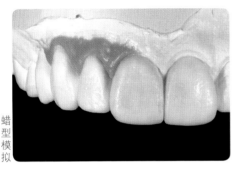

蜡型模拟

美丽的笑容是无价的 » 这是一位漂亮的年轻女士，她由于牙齿缺失而导致骨组织有部分缺损，这使她不能自然地微笑。治疗方案包括骨和软组织移植术、牙冠延长术、牙齿拔除术、种植牙、漂白、瓷贴面、种植支持式固定桥修复。此外，固定的牙龈瓷修复技术也进一步掩饰了余下的牙龈缺陷问题。这位女士与其他很多患者一样，认为投入时间及金钱而获得灿烂的笑容是非常值得的。

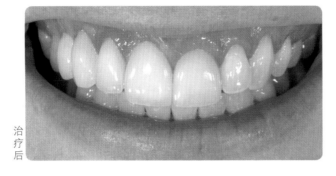

治疗后

是什么导致牙槽骨缺失？

因牙周病或外伤导致牙齿缺失或被拔除后，缺牙区牙槽骨的愈合高度会略微低于相邻牙的牙槽骨水平。在大多数情况下，牙槽骨缺损会导致固定桥修复困难。除非采用一些特殊的方式遮盖骨缺损，否则单纯的固定桥修复后牙冠会显得过长。左侧列举了3种改善牙槽骨缺失问题的方法。

微笑101 牙槽骨缺失的修复方式有哪些？

固定式牙龈瓷	可摘式人工牙龈	牙槽嵴增高术
固定式牙龈瓷是指将与牙龈同色的瓷材料（或树脂材料）添加到固定桥上，用来遮盖修复体与牙龈之间的间隙。制作的难点在于如何获得自然匹配的颜色。这类带有美学牙龈的固定桥在费用上比普通固定桥高出25%。	可摘式人工牙龈是修复缺失牙龈组织最简单、最经济的方法。它由弹性塑料制成，但强度不高，易碎裂，而且需要定期维护。价格区间为450～1500美元。	牙槽嵴增高术是通过自体骨或合成骨移植的方式恢复牙槽骨原有的高度。这项手术有利于制作出更美观、更贴合的固定桥。

治疗须知

牙槽嵴增高术

■ **治疗时间：**一次或多次就诊，每次至少1小时。

■ **维护：**每天刷牙并使用牙线，定期进行专业清洁。

■ **效果：**完成修复后的牙齿看起来似乎是从牙龈上自然萌出的，没有牙颈部的三角间隙或牙缝。

■ **疗效：**无限期/长效。

■ **费用：**取决于牙齿数量，通常为985~4000美元。

优点

■ 更加美观和自然。

■ 牙龈组织更易清洁。

■ 可以改善发音。

■ 防止食物嵌塞。

缺点

■ 治疗周期长。

■ 费用高。

如果缺牙区存在牙龈组织低于正常水平的情况，应在安装固定桥之前实施

牙槽嵴增高术

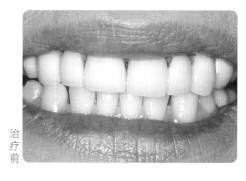

治疗前

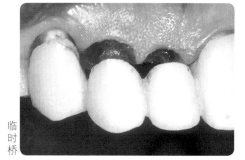

临时桥

给予牙体长久的支持 » 这位女士认为大笑时暴露出来的牙颈部间隙非常影响美观。这些间隙是由侧切牙及尖牙的缺失引发的缺牙区周围及中间的牙槽骨吸收和牙龈组织的萎缩而导致的。如图佩戴临时修复桥可看到牙周组织缺损的程度。通过牙槽嵴增高术让固定桥修复呈现更加自然的状态，让患者拥有更加自信和美丽的笑容。

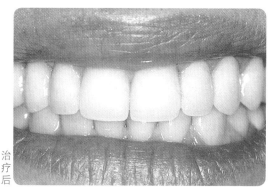

治疗后

微笑 101 您可以选择什么方式?

牙龈切除术

牙龈切除术是指采用外科手术的方法切除部分牙龈组织。这类手术的前提是术后能够在牙颈部保留足量的附着牙齿的牙龈组织。

翻瓣术

翻瓣术是指通过手术翻起牙龈组织，以便于治疗牙龈下的骨及周围组织的病灶。术后缝合时如果将龈瓣固定在比之前略高的位置上，可以使微笑时显露较少的牙龈组织。

牙龈成形术

牙龈成形术可以重塑牙龈组织的外形，改善牙齿周围牙龈组织的轮廓。

正颌手术

正颌手术可以去除覆盖牙根的部分牙槽骨，并将龈缘的位置整体上移，使微笑时不会暴露过多的牙龈组织。虽然正颌手术是一种最极端、最昂贵的手术方法，但是如果其他治疗方案无法满足您的美学需求，这项手术也许是最好的选择（见第11章）。

牙龈组织增生可能是由疾病引起的，也可能是遗传因素所致。如果是由炎症导致的，过度增生的牙龈常表现为肥厚、肿胀、出血。这种炎症导致的牙龈增生通常需要进行洁治术和刮治术的治疗。如果是遗传因素引起的，或者仅表现为高笑线，牙医就会建议您采用牙龈切除术、牙龈成形术、翻瓣术或正颌手术加以改善。

边缘密合的修复体有利于健康 » 这位年轻女士的上前牙修复体龈缘部位不密合，导致牙龈发炎、肿胀。仅仅重新制作两个合适的全冠就为她解决了牙龈病变的问题。

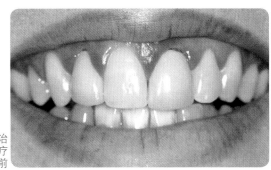

治疗前

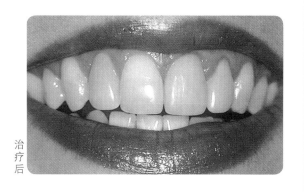

治疗后

179

焕然一新的笑容是最好的投资 » 这位女士对于微笑时露出过多的牙龈而感到烦恼。此外，由于前牙修复体的形态不好，使她的后牙从正面几乎看不见。治疗计划包括手术切除部分牙龈组织，然后重新制作全冠，不仅符合美学比例而且扩展了两侧的后牙区，让笑容变得更美丽。治疗结束2年后，她的笑容仍然很完美。选择精致的瓷修复体往往有助于创造最自然的笑容。

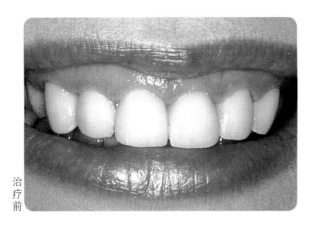

治疗前

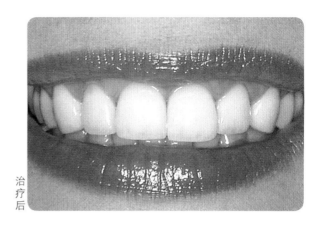

治疗后

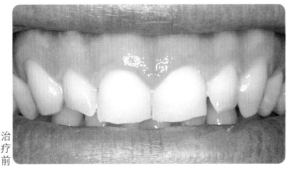

治疗前

实现梦寐以求的微笑 » 这位男士很久以来一直梦想自己的牙齿可以大一些，形态更好看些，颜色更白一些。而实际情况恰恰相反，他的牙齿又短又宽，没有光泽，并且被大量的牙龈组织覆盖。他首先接受了牙龈美学手术。10周后，牙医为他定制并安装了12颗前牙瓷贴面，最终为他创造了梦想中的笑容。

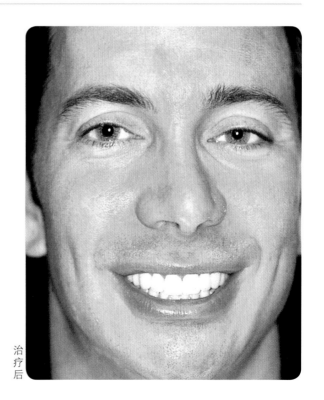

治疗后

10

1次就诊，即可拥有美丽笑容 » 这位19岁的学生不喜欢自己前牙的树脂贴面以及微笑时暴露的牙龈形态。仅仅在一次就诊过程中，牙龈和上唇曲线的关系通过调整牙龈形态而变得更加和谐，同时牙医重新为10颗前牙制作了颜色更明亮的树脂粘接修复体。

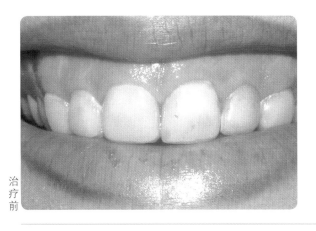
治疗前

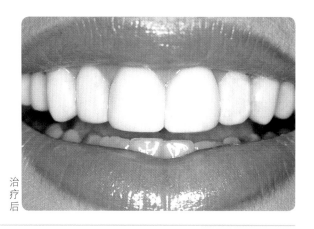
治疗后

避免露龈笑和牙齿着色，获得全新的笑容 » 这位女演员对自己泛黄的牙齿及露龈笑很不满意。首先，她的微笑曲线通过对牙龈整形提高龈缘而得到改善，然后在牙齿进行漂白后通过美学塑形修整了形态，这些治疗为她塑造了灿烂的笑容。

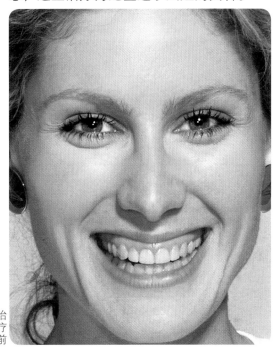
治疗前

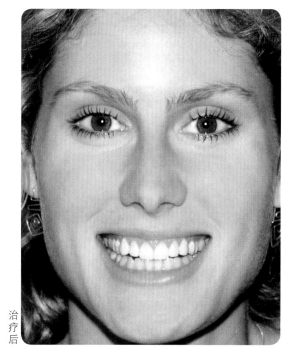
治疗后

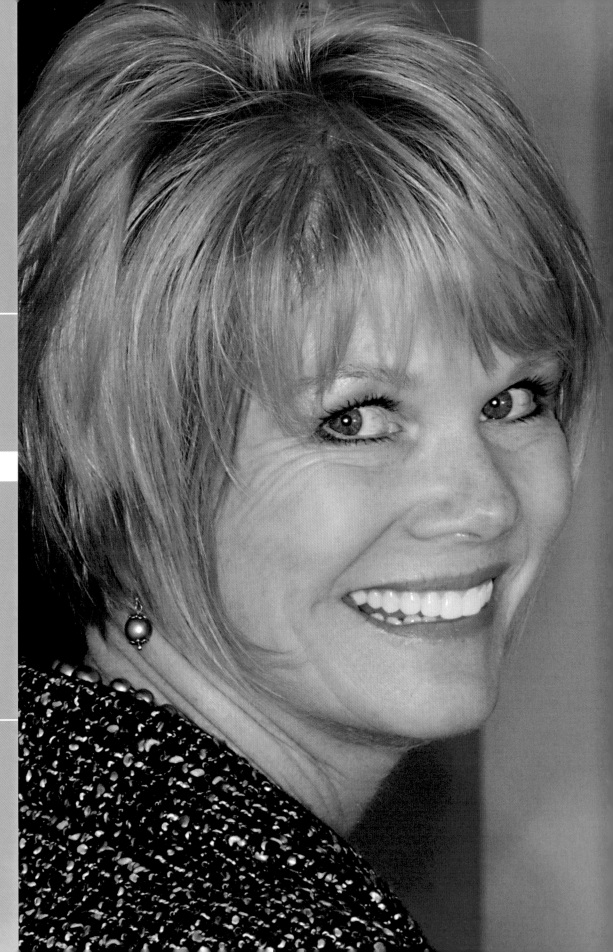

11

FIND OUT . . .

口腔颌面外科能为您做什么

整形手术的优缺点

询问外科医师几个重要问题

关注全貌
About Face

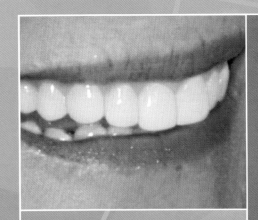

除了拥有全新的
笑容，您也许
还可以更美

　　无论您容貌的其他方面如何，拥有迷人的笑容无疑是您的财富。但是，微笑仅仅是整个面容的构成要素之一。一旦您改善了笑容，您可能会因此受到鼓舞而接受其他方面的改变，从而让您看起来更美，而这时您可能需要除了牙医之外的其他帮助。

　　如果您不太喜欢自己的面部轮廓、皮肤状况或者个别面部特征，比如嘴唇、鼻子、颏部存在缺陷，那么这一章节会对您有所帮助。在第一节中，口腔颌面外科医生将为您展示如何通过改变颌骨位置而改善咬合和整个面部外观，尤其是侧面轮廓。第二节包含大量整形外科手术的要点和技巧来呈现美学外科操作如何最大限度地改善您的面部特征和整体形象。

正颌手术

Louis S. Belinfante, DDS

什么是正颌手术?

正颌手术是通过分离和重新固定颌骨,使其处于更好的位置。这项技术常常用于解决不能单纯采用正畸而实现矫治目的咬合问题。通常情况下,通过对颌骨或软组织的切除或增量可以改善面部美学效果。正颌手术可以为您的面容带来巨大的变化,尤其是改变您的侧面轮廓。

is ORTHOGNATHIC SURGERY RIGHT FOR ME? 正颌手术适合我吗?

正颌手术通常由口腔颌面外科医生进行操作,能够神奇地改善面部美学。如果您符合以下情况,正颌手术也许是您最好的选择:

- 只能通过手术矫正的颌骨畸形。
- 能承受医疗费用或有充裕的保险支付。
- 强烈感觉到畸形现状影响了职业成就和愉快心情。
- 愿意经历手术引起的某些不适和不便。
- 能够理解和承受所有相关的风险。

专家建议 术前交流至关重要!

- 重点所在是明确告诉医生您想要矫正的是什么。医生可能会专注于某个特定的问题,您必须明确医生所关注的这个问题也正是您首要关注的。
- 基于您的牙齿模型、照片、视频录像、专业的X线检查结果,外科医生将会为您制订一个高度专业的治疗计划。
- 强烈建议您知晓术后可能达到的效果。有些医生会采用数字图像模拟的方式让您了解术后效果,有些医生会在X线片上描摹出您术后的侧面轮廓。
- 了解手术的每个步骤对您也很重要。主要的风险和可能的后果都会被详尽地讨论,最终,由您根据自己的意愿选择何种手术方式。

11

正颌手术能解决什么问题？

正颌手术能纠正的畸形包括：

▶ 下颌和/或颏部后缩或前突畸形；

▶ 下颏过短和过长以及其他的缺陷；

▶ 开𬌗畸形（上下牙不能接触）；

▶ 上颌和/或下颌偏斜畸形或牙弓过窄；

▶ 面部下1/3的上下高度不协调（露龈笑或者微笑时没有足够的牙齿或牙龈可以显露出来）。

您应该了解哪些知识

口腔颌面外科医生能为您做些什么？

　　口腔颌面外科医生能够在拔牙和颌骨手术之外实施更多的手术操作。如果您有兴趣通过美容手术改善面容和颈部形态，可以与口腔颌面外科医生沟通并将这些需求纳入到完整的治疗计划中。

治疗
须知

手术需要多长时间？

手术时间从1小时到数小时不等，这取决于手术的复杂程度。尽管有些手术需要住院2~3天，但通常情况下住院治疗只需要1~2天。有些正颌手术还可以在门诊完成。如果使用了固位钢丝维持颌骨位置稳定，在3~8周后可以拆除钢丝。如果采用内固定的钛板和/或螺丝，可以大大缩短颌间固定的时间。手术后，颌面外科医生会将您转诊回全科牙医和正畸医生，完成其他的治疗。

手术后能摄入什么食物？

如果您术后需要住院，最初的营养支持可能是采用静脉补给。一旦您能够进食一些特定的流质食物，静脉营养支持会逐渐减少直至完全停止。尽管您的体重在最初可能会下降，您日常所需的热量可以按照计划进行补给，而且维生素和矿物质的摄入也将得到补充。当能量的摄入量调节好后，您的体重下降就会停止。

手术后会痛吗？

尽管手术不能避免肿胀和疼痛，但通过用药后会有所缓解。由于口腔与面部区域神经丰富，术后可能会感到麻木。正常情况下，几周后感觉就会恢复正常。当固位缝合线被拆除后，面部最初会感觉僵硬，这是因为颌骨保持了长时间的闭合状态。不过几周后，您就会恢复正常的咀嚼功能。

手术后会留下瘢痕吗？

一般情况下，手术切口会隐藏在口腔、颏部以及面颊的内侧，所以面部不会遗留瘢痕。然而，如果需要应用螺丝或钢板进行固位，就需要在皮肤上做微小的切口。

11

塑形 » 这是一位30岁的女性，她对自己鼻子的形态不满意，并且认为颏部与面部的比例不协调。手术包括植入假体的鼻整形和颏成形。

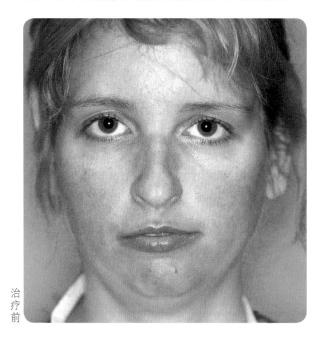

治疗前

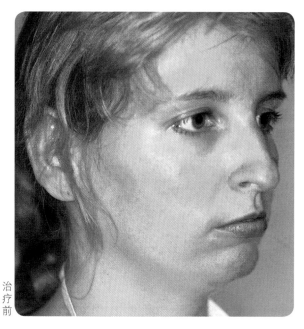

治疗前

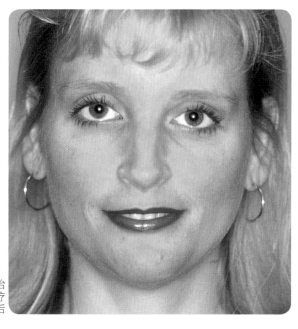

治疗后

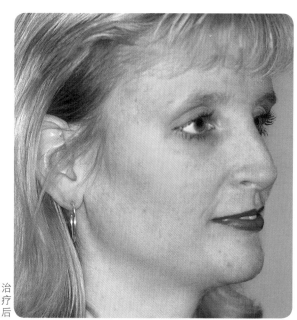

治疗后

· 确定为您实施手术的医生是专业的口腔颌面外科医生。他们应当接受过美国口腔颌面外科学会的认证并且是美国口腔颌面外科医师协会的会员。

· 了解您的医生受过何种专业培训。

· 尝试从其他的患者或医疗机构获得推荐信息。

· 查找您的医生在网络上的信息。

· 调查一下您的医生在哪家医院注册，并且确认至少有一家医疗机构允许您的医生开展同类手术。

· 明确您的医生经常实施您所需要的手术。

· 要求您的医生提供之前类似治疗的患者在手术前后的对比照片。

· 花时间与您的医生讨论治疗方案，确保您了解手术的每个细节——不要害怕提问。

您应该了解哪些知识

费用和保险

▶ 正颌手术的初期费用可能需要几百到几千美金，手术前应当讨论费用的问题。

▶ 如果是为了功能而进行手术，保险会承担住院和门诊的费用以及大部分手术的费用。

▶ 请您的医生与保险公司联系，用书面方式描述您的病情、治疗计划、费用情况。在信中应当询问保险能支付哪些部分。

正畸治疗可能是必需的

许多错颌畸形的患者都需要在术前或/和术后通过正畸治疗排齐牙齿。事实上，如果术前和术后未能实施正畸治疗，治疗效果几乎不可能达到理想的状态。

11

调整殆关系 » 这是一位25岁的男性患者，他的上颌后缩，导致面部的中间部位看起来是塌陷的，上颌牙位于下颌牙的后方。此外，上牙与下牙中线不齐。患者对鼻子的外形也不满意，并且存在鼻中隔偏曲。在初步正畸治疗后，外科医生为他实施了正颌手术，不仅重新调整了颌骨位置，而且矫正了咬合关系。此外，他的鼻子也接受了美容整形手术。

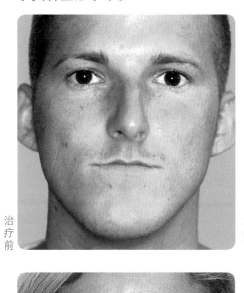
治疗前

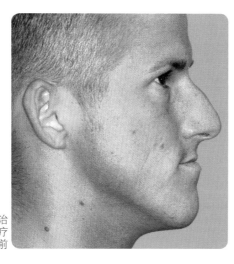
治疗前

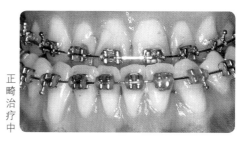
正畸治疗中

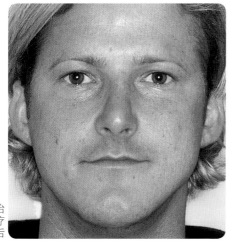
治疗后

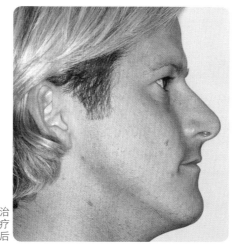
治疗后

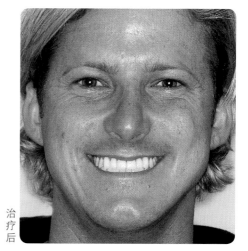
治疗后

通过正颌与美容手术变得更漂亮 » 这是一位29岁的女性，她存在开𬌗、上牙弓缩窄、下颌及颏部后缩等问题。同时她还不满意鼻子和眼睑的外形，以及面部和颈部过多的脂肪。正颌手术扩展了上颌牙弓，矫正了开𬌗畸形，使下颌和颏部前移。此外，患者还接受了鼻子和眼睑的美容手术，并去除了面部和颈部多余的脂肪。

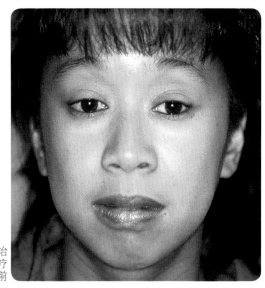

治疗前

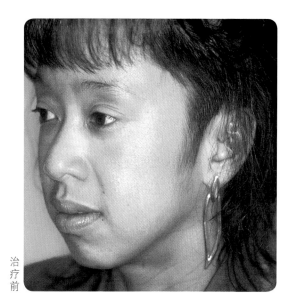

治疗前

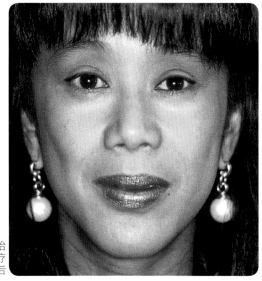

治疗后

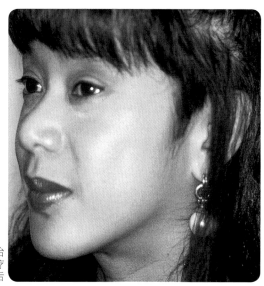

治疗后

11

矫正发育畸形 » 这是一位16岁男孩，他的上颌发育不足，下颌前伸，颏部短小。此外，由于患者先天缺失12颗恒牙而无法替换乳牙。治疗方案包括：正畸治疗、修复以及口腔颌面部外科手术。将上颌骨前移，增加上颌骨垂直高度，下颌骨后移、在水平向和垂直向增加颏部的长度。在手术切口愈合后，乳牙被拔除，并用种植固定桥进行修复。

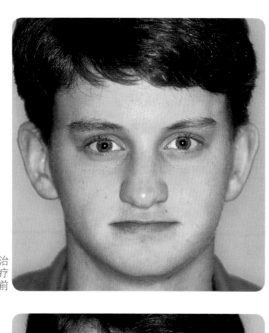
治疗前

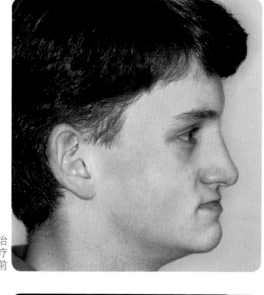
治疗前

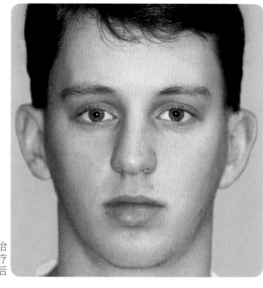
治疗后

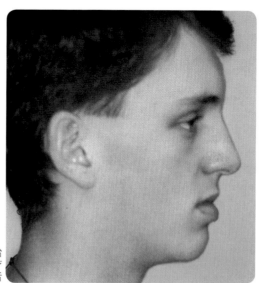
治疗后

对称美 » 这是一位24岁的女性，她的面部不对称，原因是左下面部颌骨突出。畸形还包括上颌骨、下颌骨、颏部以及咬合平面的问题。手术首先矫正上颌骨的不对称，然后根据新的咬合平面矫正下颌。

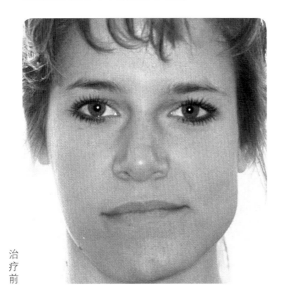
治疗前

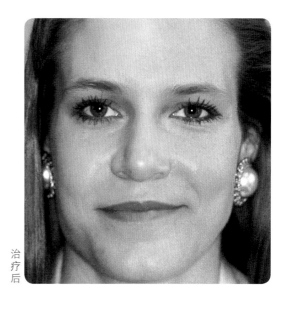
治疗后

一个手术解决多个问题 » 这是一位13岁的女孩，她存在下颌和颏部后缩、鼻部宽和微笑时牙龈暴露过多的问题。正畸治疗后，下颌和颏部通过正颌手术被前移，鼻尖宽度被缩窄，同时，通过缩减上颌骨高度的方式解决了微笑时牙龈暴露的问题。

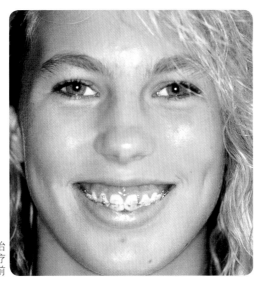
治疗前

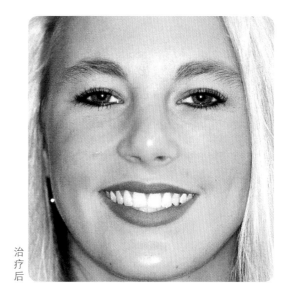
治疗后

11

您希望改变什么?

下表概括了正颌手术能解决的问题、手术风险以及预计的费用。然而，手术费用取决于手术的难度和患者的病情、病程及期望，也取决于手术医生的专业水平。术后恢复时间一般是几周，治疗效果通常是持久的。

问题	解决方法	风险	费用
颏偏斜			
	通过手术增加或减少颏高度，颏部前移或后退，可能结合假体植入	肿胀，出血，感染，神经损伤	3000～5000美元
面颊不丰满			
	颊充填术	不对称，神经损伤，肿胀，感染	4000美元
下颌前突			
	颌骨手术和正畸治疗	神经损伤，咬合改变，出血，水肿	6000～8000美元
开拾畸形			
	颌骨手术和正畸治疗	神经损伤，咬合改变，出血，水肿	6000～12000美元
颜面左右不对称			
	颌骨手术和正畸治疗	神经损伤，咬合改变，出血，水肿	6000～12000美元
上颌高度过大			
	颌骨手术，牙周手术联合正畸治疗	神经损伤，咬合改变，出血，水肿	6000～12000美元
上颌高度短缩			
	颌骨手术，骨移植	神经损伤，咬合改变，出血，水肿	6000～12000美元

整形手术

Farzad R. Nahai, MD **和 Foad Nahai,** MD

手术
须谨慎！

人们接受整形手术的原因可能是合理的，也可能不切实际。基于正确的出发点而实施整形手术往往能带来愉悦的体验。基于错误的出发点，整形手术将导致不满和失望。用右侧的问卷来测试一下，判断您是否适合整形手术治疗。

您需要整形手术吗?

是 否

□ □ 1. 您认为整形手术能增加您的自信吗?

□ □ 2. 您是否觉察到面部衰老的变化?

□ □ 3. 您是否在意鼻子的形态?

□ □ 4. 您是否在意下颏的形态?

□ □ 5. 您是否认为容貌显得年轻能够提升职业形象?

□ □ 6. 您是否认为整形手术能很大程度地改善您的生活?

□ □ 7. 您认为整形手术能让您的职位提升吗?

□ □ 8. 您认为整形手术能改善您的人际关系吗?

□ □ 9. 您认为整形手术能挽救失败的婚姻吗?

□ □ 10.您眼中面部的问题是否被自我放大了?

□ □ 11.您是否追求完美?

对1~5题回答"是"说明您有必要考虑整形手术，对6~11题回答"是"说明您对整形手术有不切实际的期望。

您应该了解哪些知识

一切始于优秀的外科医生

一位合格的外科医生应该具有以下条件:

▶ 获得美国整形外科协会（www.abplsurg.org）或者美国面部整形重建外科学会（www.abfprs.com）的认证。

▶ 至少是以下美国整形外科协会组织之一的会员:美国整形外科医师协会（ASAPS），美国美容整形外科协会（ASPS），面部整形重建外科学院（AAFPRS）。

▶ 在执业范围内很乐意回答您的问题。

▶ 能规范地实施您感兴趣的手术并获得良好的治疗效果。

如何找到一位好的整形医生:

▶ 向获得良好整形美容手术效果的患者询问医生的名字。

▶ 从您的牙医或其他医生那里寻求推荐。

▶ 访问ASPS（www.plasticsurgery.org）、ASAPS（www.surgery.org）、AAFPRS（www.aafprs.org）网站。

▶ 必要时咨询其他外科医生。

▶ 查看之前患者的术前术后照片。

安全考虑:

▶ 手术医生应当在美国门诊手术设施认证协会（AAAASF）、医疗机构评审联合委员会（JCAHO）、门诊医疗认证协会（AAAHC）、美国骨科协会（AOA）等认证的场所实施手术。如果在加拿大需要得到加拿大门诊手术设施认证协会（CAAASF）的认证，并且至少在您所在社区内的一家医院具有行医权。

▶ 如果您是在全身麻醉下（深度睡眠状态）进行手术，那么麻醉医生必须参与治疗过程。

微笑101 美容手术不仅适合女性!

目前，在接受整形手术的人群中，仅有10%是男性；然而这个比例正在上升，因为越来越多的男士接受并且主动要求改善面容。男性的美容手术比女性更加具有挑战性，部分原因是男性较短的发型很难隐藏手术瘢痕，而且他们不愿意使用化妆品。然而，如同女性一样，大多数男性对手术后效果非常满意，并且对生活充满激情。

矫正鼻偏斜 » 这位年轻人在运动时损伤了鼻子，虽然他接受了鼻整形手术，然而鼻子仍然是偏斜的，并且呼吸困难。通过门诊手术（鼻中隔成形术），患者呼吸困难的问题被解除，并且改善了鼻子形态。下图是他术后1年的照片，鼻梁挺拔使整个面部的对称性和外观得到改善。

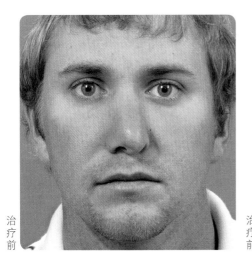
治疗前

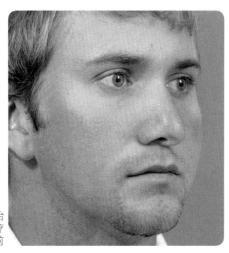
治疗前

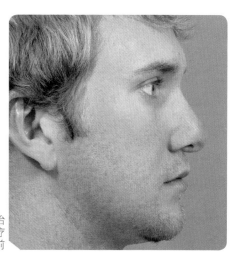
治疗前

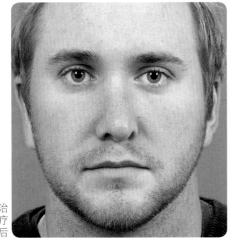
治疗后

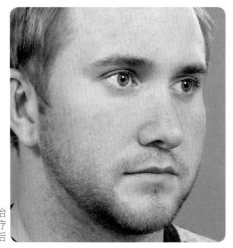
治疗后

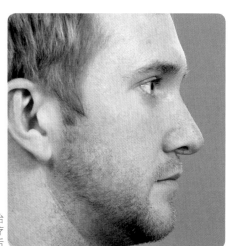
治疗后

11

什么时候是整形手术的最佳时机？

矫正先天畸形，年龄不是问题。唇腭裂应当在婴儿期进行矫治，巨鼻症和其他的遗传性畸形可以在青少年时期或之后的任何时间通过整形手术进行矫正。然而，为了减缓随着年龄增加而呈现的衰老迹象，建议制订个性化的整形手术计划。这就意味着伴随时间的流逝，在必要的时候逐步实施针对性的小手术。每次手术都逐步改善您的面容，让您在每个年龄段都能呈现最佳状态。您一定不希望别人说"看，那张脸整容了"。相反，微妙和渐进的整形手术会引来类似的评论"您看上去精神焕发"或"您换发型了？"。

有时候少即是多！

能够通过微整形手术解决问题是最理想的。比如，鼻部微整形手术不必为了达到最好的效果而完全改变原有的鼻外形。鼻子的大小和形态应当与面部的大小和骨结构相协调。面部美学的整形目标通常是"更年轻"或"升级版"的您本人，而不是很激进地将您完全转变成为另外一个模样的人。

您应该了解哪些知识

完全由您自己决定

想要拥有与众不同的美貌不是您寻求整形手术的充分理由。您的朋友或爱人或许会建议您考虑整形手术，而最终的决定权仍然是由您自己把握。请记住，世界上最著名的面孔都具有与众不同的特征，虽然这些人能够轻而易举地通过美容手术改变这些面部特征，他们却并没有这样做。另一方面，如果您对整形手术充满渴望，而且有资质的整形外科医生也认为您的期望是合理并且可以实现的，那就不要被其他人干扰。

乐于接受建议！

大多数情况下，整形外科医生会赞成您对整形手术后容貌改善进行预先评估。然而，他可能会建议与您之前设想不同的治疗手段以便达到更理想的美容效果。这其中包括可选范围很广的手术性或非手术性微创的操作，可以帮助您改善容貌和笑容。深入的咨询和仔细的评估能让医生准确地评价您的实际需求，考虑您的主观意愿，并为您推荐能够达到最佳效果的手术方案和技术。

提升您的颜值 » 这位女性希望改善鼻子外形，并且想让唇部更加丰满。她首先接受了鼻整形手术，改善了鼻子的外形，然后在门诊对上下唇进行了简单的充填术，达到了丰唇效果。下面是术后1年所拍摄的照片。值得注意的是，鼻部整形术不仅全面改善了面部的对称性，还将她的眼睛作为面部重要特征而衬托得更加明亮。

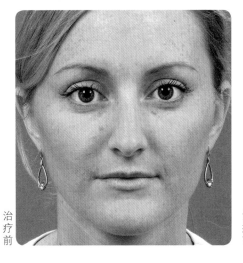
治疗前

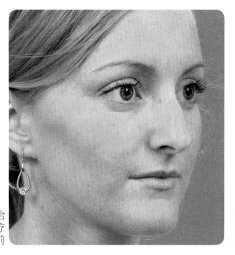
治疗前

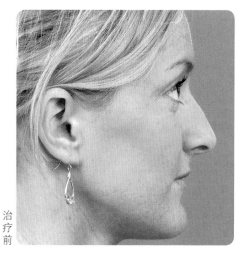
治疗前

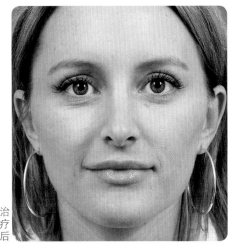
治疗后

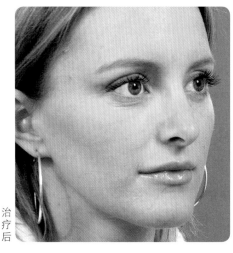
治疗后

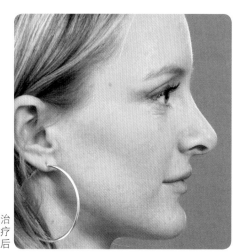
治疗后

11

您应该了解哪些知识

注射类针剂：整形手术以外的选择

尽管通过整形手术可以显著持久地改善容貌，但这绝对不是唯一的方法。注射类产品，如肉毒素和大量的面部充填剂都是减少面部皱纹或丰唇丰颊的好方法。注射类产品的优势在于微创（仅需注射即可完成）和快速康复，在获得立竿见影的效果同时花费仅仅是整形手术费的一小部分。然而，所有注射类针剂的塑形效果都不得不在一段时间后再次注射才能维持。对永久性的注射类产品须保持谨慎的态度。很难判断随着时间的推移，存留在面部皮肤下的永久性物质将发生什么变化。

面部充填术 » 这位女士不喜欢面部呈现的皱纹和松弛现象。她对非手术性的、微创性充填技术更感兴趣。经过两次门诊治疗，额头和眉毛部位注射了肉毒素，唇和面部的下侧区域填充了面部专用充填物。请注意，她的容貌显得健康而且充满活力，面部对称性也得到了全面改善。

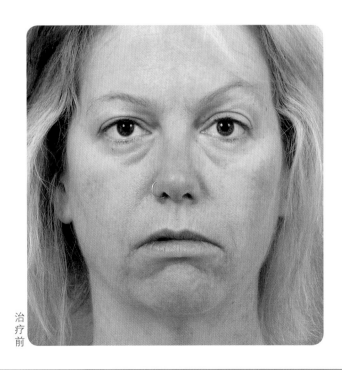

治疗前

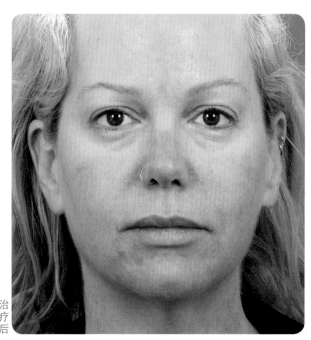

治疗后

治疗
须知

手术费用

面部整形手术的费用从1000美元（如脂肪或充填物注射这样的微整形）到14000美元（如面部拉皮手术）不等。除去手术费用外，还包括住院费、门诊手术设备使用费、麻醉费。美容手术不在医疗保险范围内，而且通常要求在手术前预支费用。

您真的需要做手术吗?

整形外科医生能够为患者提供建议并协助患者做出正确的决定。这意味着针对某些病例，外科医生可能会建议放弃手术。自信心缺失引发很多人对并无必要的整形手术产生意愿。然而，当这类患者被专家告知不必要进行某些美容整形手术，而且对容貌的担心也没有任何必要时，他们的自尊心和自信心会大大增强。

您应该了解哪些知识

化妆品在广告中的效果总是言过其实

市场上充斥着各式各样的产品和治疗方法，对它们的特殊宣扬往往并不真实。令消费者感到困惑的是，这类产品被广泛宣传和巧妙推广，使这些产品看起来似乎是可信的。在很多情况下，这些治疗方法和产品未经过验证，也没有进行科学的评估。确认这些产品可信度的最好办法就是请医学领域有资质的专业人士证实其有效性。此外，还要谨慎对待与某些外科医生相关的炒作，尤其是自称为某项手术操作的"最好"或"唯一"的人选。

11

自我提升 » 这位女士抱怨自己的面容僵硬并且显得苍老。为了让她看上去更加年轻，整形医生为她实施了内窥镜提眉术、上眼睑整形术、面部除皱术、颈部除皱术。术后她的眉目看上去更加舒展，面容显得更加温和年轻。

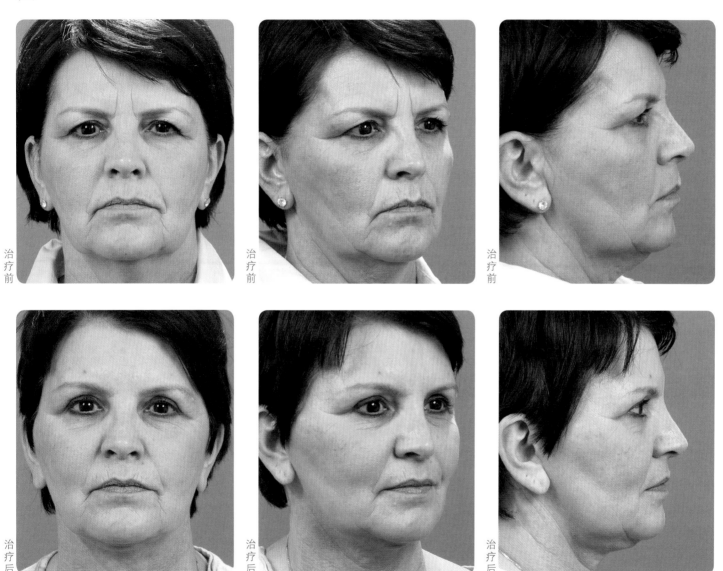

局部皮肤护理可以让皮肤更健康、更年轻！

· α–羟基酸与维A酸虽然不能清除已存在的深皱纹，但是可以有效减少皮肤细纹，改善皮肤状态。

· 给予面部肌肉适当的电刺激可以短时期内提升皮肤的外观。

· 保湿霜可以改善、润湿和保护皮肤。

· 正确的日常清洁和皮肤保养能加强整形手术的效果。

· 常规使用防晒霜可以将阳光对皮肤的损害降到最低，尤其是您的皮肤白皙或经常在户外活动。

· 面膜有助于皮肤的深度清洁。

治疗
须知

知情同意书

手术前，您需要签署知情同意书，这份知情同意书将详尽地说明手术的一般风险，以及您所接受的某项整形手术的特定风险。同样，知情同意书也会具体提到手术的成功率、可替代的实施方案和拒绝手术治疗的后果。最后需要确定的是您已经详尽了解了整个手术，并选择了一位合格的外科医生，而这位医生将预估任何可能的并发症，并且做好准备以便正确应对。

向整形医生咨询以下6个问题

1. 这项治疗将如何改善笑容？
2. 手术有哪些风险？
3. 需要多长时间才能康复？
4. 术后的效果能维持多久？
5. 手术需要的花费是多少？
6. 是否有替代方案？

11

简直不敢相信自己的眼睛 » 这位女性抱怨她的眼睛让她看上去缺乏笑容、忧郁而疲惫。眼睑成形术使她的眼睛变大，使她看起来年轻了好几岁。下图是她术后5个月的照片。

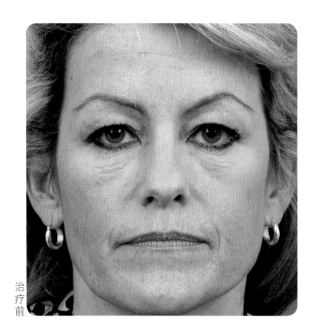

治疗前

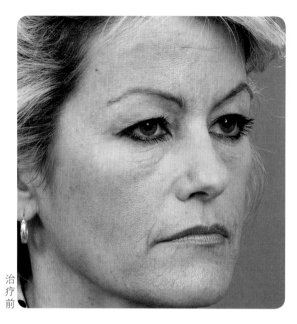

治疗前

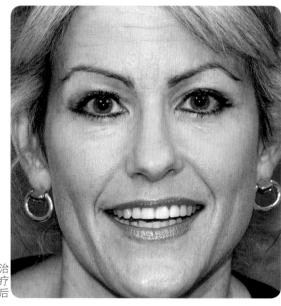

治疗后

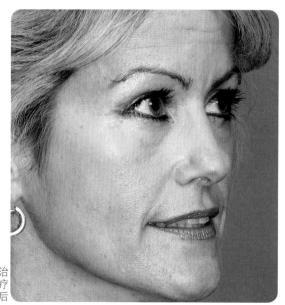

治疗后

您希望改变什么？

问题	解决方法	风险
薄唇		
	通过注射填充剂或颗粒脂肪移植	暂时的肿胀和瘀青
嘴唇区皱纹		
	化学剥脱术/磨皮术或光子嫩肤术	瘢痕和变色，如果操作很表浅则出现的可能性很小
颊部松弛下垂、有皱纹		
	面部除皱，吸脂和/或颊脂垫切除	罕见且轻微的；血肿，面神经损伤，感染，麻醉反应；吸烟者风险更高
鼻子太大、太长		
	鼻整形术（重塑整形）	罕见且轻微的；感染，鼻出血，麻醉反应，小血管破裂，面部皮肤出现微小红点
颏前突		
	颏成形（颏部短缩术）	出血，瘢痕，神经损伤
上下眼睑、眼袋		
	眼睑成形术	罕见且轻微的；麻醉反应，重影或视力模糊，暂时性水肿，愈合期轻度不对称以及罕见的闭眼困难
颈部松弛，皮肤松弛或肥胖		
	颈部提升和/或吸脂术（通常与面部提升术同时进行）	血肿，皮肤不平整但容易恢复
川字纹，眉部皮肤松弛，眉毛下垂		
	提眉术	单侧或双侧眉毛上抬的功能有所改变
面部皮肤缺陷		
	化学剥脱术，磨皮术，光子嫩肤术	并发症极少见；有可能出现感染，麻木，永久性肤色改变，瘢痕

11

这两页表格概述了最常见的面部美学问题和解决方法。目的在于帮助您大致了解各类整形手术。请注意，风险、治疗效果和费用取决于患者和医生的具体情况。

康复时间	疗效维持时间	费用
注射疗法第2天就能恢复，脂肪移植需要1周	注射疗法维持4~6个月，脂肪移植维持的时间更长	500~2000美元
根据治疗的难易程度需要2~3周	一般可维持较长时间，但取决于治疗的复杂程度	化学剥脱术或磨皮术 500~1500美元 光子嫩肤术 1000~2000美元
通常10~14天能够工作，肿胀和瘀青4周后能消失	面部还是会不断老化，但是面部拉皮手术的效果是持久的，避免日晒和压力，保持健康能强化手术效果	面部拉皮手术 8000~14000美元 颊脂肪垫去除术 1000~2000美元 吸脂术 2000~3500美元
7~10天能够工作，限制活动2周，2周内80%肿胀和瘀青消失	效果永久	2000~5000美元
截骨手术需要2~3周恢复	效果永久	2000~5000美元
7~10天后可以通过化妆遮盖瘀青，避免剧烈活动2~4周	效果可保持很多年甚至是永久	上下眼睑成形术3000~6000美元 上、下眼睑成形术2000~4000美元
吸脂术恢复时间可忽略，颈部拉皮需要几周	保持体重和健康，手术效果会更持久	颈部拉皮术3500~5000美元 颈部吸脂术1200~2500美元
内窥镜手术需要7~10天	效果维持10~15年	3500~5000美元
苯酚剥脱术2~3周后可工作，3~6个月后痊愈，三氯乙酸或乙酸剥脱术或磨皮术恢复需1周，光子嫩肤术恢复时间取决于激光种类	苯酚剥脱术、磨皮术的效果要比三氯乙酸剥脱术、激光的效果更长久	磨皮术、光子嫩肤术、三氯乙酸术、苯酚剥脱术：全脸1000~3000美元；局部500~1500美元 乙酸和其他α–羟基酸500~1500美元

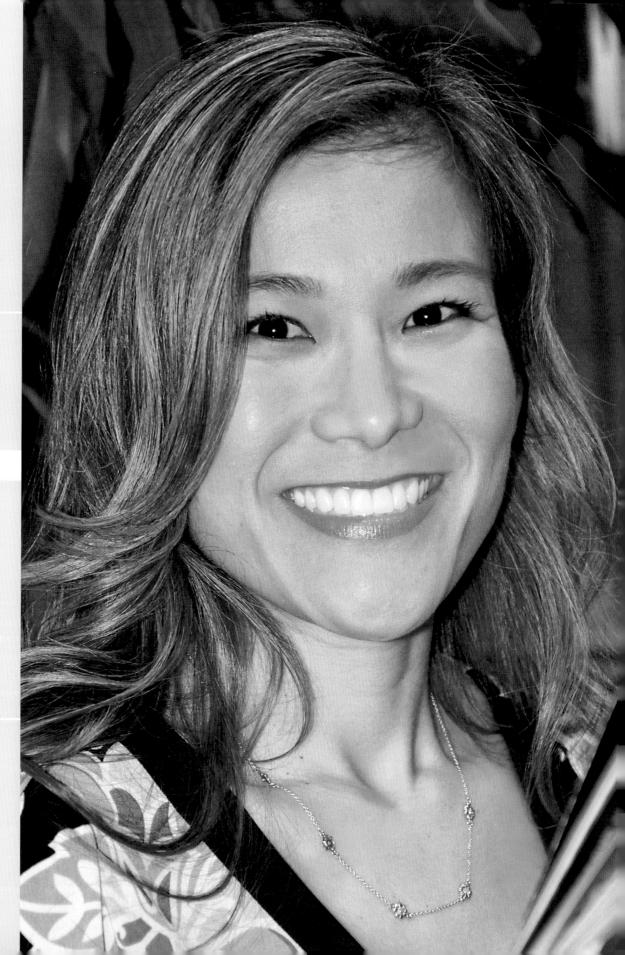

12

FIND OUT . . .

持久保持崭新笑容的秘密

如何让笑容更加美好

专业提示如何呈现最佳状态

锦上添花
Finishing Touches

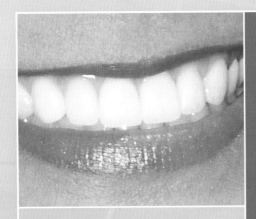

已经拥有光彩夺目的
新笑容，
下一步是什么？

当您已经拥有了期待已久的笑容，维持并保持笑容的美丽和健康就相当重要了。虽然大部分牙科美学技术带来的效果都不是永恒的，但是您可以遵循本章的提示让这些效果更持久。

同时，请注意灿烂的笑容仅仅是您重塑整体形象的第一步。如果您不喜欢自己的笑容，可能也不会花时间去改善您外表的其他方面。崭新的笑容在带给您自信的同时将激发您想要实现更好自己的愿望。除此之外，您可能会发现容貌上其他需要改变的问题，而这些问题通常被忽略是因为您之前的注意力被笑容的瑕疵所分散。第11章提出了整形美容可能是解决某些问题的最佳办法，而其他问题也许仅仅通过本章第二节专家提示的美容护理和发型设计就可以轻而易举得到解决。您甚至无法相信简单的调整就能让您的外貌、气质乃至整个人生发生改变！

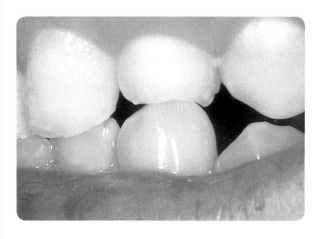

磨牙会毁掉您的新牙齿 » 左右移动的磨牙方式破坏了这位患者漂亮的尖牙外形。

改掉坏习惯!

倘若坏习惯在治疗前就破坏您的笑容,如果不改掉这些习惯,您刚刚获得的美丽笑容也会被破坏。例如,吸烟、频繁饮用咖啡或茶会使修复体和刚刚漂白过的牙齿着色。磨牙、咀嚼或啃咬硬物都会造成修复后牙齿的磨损,出现牙缝、碎裂或折断以及着色。一定要与牙医沟通您过去和现在存在的不良习惯,并记住如果您希望新的笑容能够尽可能持久,就需要改掉这些坏习惯。

您的习惯会对新的笑容造成危害吗?

您是否有或曾经有以下习惯:

是 否
- [ ] [ ] 1. 咀嚼,用牙咬,吮吸嘴唇或脸颊?
- [ ] [ ] 2. 吮吸手指?
- [ ] [ ] 3. 咀嚼冰块?
- [ ] [ ] 4. 咬指甲?
- [ ] [ ] 5. 嘴里叼钉子或者针?
- [ ] [ ] 6. 咬铅笔或钢笔?
- [ ] [ ] 7. 咬或者用牙齿叼着眼镜?
- [ ] [ ] 8. 用牙咬坚果?

是 否
- [ ] [ ] 9. 每天喝3杯以上的茶和/或咖啡?
- [ ] [ ] 10. 用烟斗吸雪茄或吸香烟,或者嚼烟叶?
- [ ] [ ] 11. 用舌头顶上牙?
- [ ] [ ] 12. 把舌头夹在上下牙齿之间
- [ ] [ ] 13. 磨牙或紧咬牙?
- [ ] [ ] 14. 为了减肥,饭后催吐?
- [ ] [ ] 15. 服用冰毒或其他成瘾药物?

专家建议 做长久的打算！

　　牙齿修复体的使用寿命是有限的，必须定期进行更换。然而，每次更换修复体时，更多的牙齿结构将被磨削。因此，尽早实施保守的治疗是正确的选择，尤其是年轻人出现类似情况。最合理的建议是询问牙医能否对修复体进行封闭或加固，而不是直接替换。

　　每次进行口腔检查时，您都需要向牙医询问您的修复体是否存在磨损的现象。如果有这种情况出现，应该尽早采取相应措施。请记住，修复体为牙釉质提供保护，因此当修复体磨损严重时，牙釉质也可能出现裂纹。磨损的修复体可能会变色或导致牙齿形态改变。大多数修复体在出现问题后的很长一段时间内，仍然被继续保留在原有位置上，而且很多患者迫不得已接受拖延治疗的后果，认为这是不可避免的，而事实并非如此。

您应该了解哪些知识

旧修复体需要更换的7个征兆

1. 变色，影响美观。

2. 崩瓷或碎裂，原有的牙体组织失去保护。

3. 不再密合或出现微渗漏。

4. 出现磨损的迹象（如果充填材料出现非常严重的磨损，就不足以保护周围的牙釉质）。

5. 牙齿有敏感的症状（修复体的粘接剂可能产生溶蚀老化的问题，或者修复体边缘有缺损）。

6. 牙医发现您的修复体与牙龈组织不协调。

7. 修复体周围存在隐裂。

从根本上来讲,美丽源于健康,而健康依赖合理的饮食。一定要保证您的日常饮食中包含了新鲜的蔬菜水果、全谷物和优质蛋白质,并且每天喝足量的水。

您摄入的食物会影响您的肤色、指甲、毛发、牙齿结构以及您全身的健康状态。

专家建议 给您的笑容一个健康的轮廓!

吃得太多或太少都会改变您脸部的轮廓。同时,这也进一步会影响您牙齿大小与脸部的比例,从而影响您的笑容。为了使您的笑容保持在最佳状态,您需要通过均衡饮食以及合理运动来维持体重。

获得靓丽笑容的第二次机会 » 这是一位34岁的室内设计师,她在过去15年内饱受贪食症的困扰。这个病症让她的牙齿受到严重的侵蚀并且非常敏感。经历了两年的针对饮食紊乱的治疗后,她希望重拾美丽的笑容。全瓷冠修复帮助她缓解了牙齿敏感,并改善了笑容。对一个曾经饮食紊乱的人来说,美丽的笑容可以在很大程度上改善她对自我形象的认知。

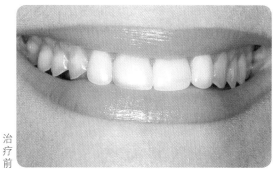

治疗前

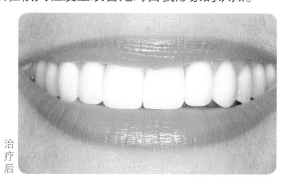

治疗后

您应该了解哪些知识

饮食紊乱让您置身于险境

很多时候,饮食习惯反映出我们的情绪问题。心理压力和情感创伤可能导致人们过量饮食,或者逐渐发展为厌食症、贪食症等饮食紊乱病。这类疾病不仅会摧毁您的身心健康,还可能对您的笑容造成严重的影响。例如,贪食症可以造成牙齿严重的侵蚀,破坏牙齿的美感。这种侵蚀会导致牙釉质的缺失,暴露牙本质(即被牙釉质覆盖的深色牙体组织)。如果您有饮食紊乱的问题,无数次进行牙科美容或整形手术都是徒劳的。寻求专业人士的帮助才能解决根本的问题。重拾决心和自信可以对个人形象产生巨大的影响。您可以逐渐将注意力转移到对外表的关注,并致力于让笑容变得最美。

12

**专家
建议** 笑得越开放，笑容越美！

练习微笑时张开嘴唇并展露牙齿。当嘴张开更大时，方脸或圆脸看起来会更长或更接近椭圆形。此外，还要尽量展现上颌牙齿的切端边缘。上下嘴唇略微张开，不要让下唇盖住上下牙的切端边缘，否则牙齿看起来像一排颗粒型口香糖。如果您认为这些小建议有用，就在镜子前多练习几次吧，这样可以使您在自然微笑时，下意识地知道嘴唇张开的程度。以上这些措施对于提升拍照的效果尤其有用。

很多人经过治疗纠正了牙齿后都会忽略自己的笑容已经变好看的事实。比如多年以来，您因为牙齿问题感到尴尬，无论是大笑还是微笑时都习惯用手遮住嘴，那么您也许需要刻意避免这个动作。当您完成牙齿的美学治疗后，您需要在镜子前练习微笑。设想一些有趣的场景，有助于您露出牙齿，开心地笑。反复练习直到您习惯这样的笑容。请经常微笑——这有助于提升您的颜值！

露出牙齿的切端！ » 只露出牙齿表面的微笑不如开怀大笑更有吸引力。请注意，下面这位男士露出上牙切端后，笑起来更有魅力！虽然这样展示笑容不太自然，但是，不断练习直到养成习惯是完全可行的。

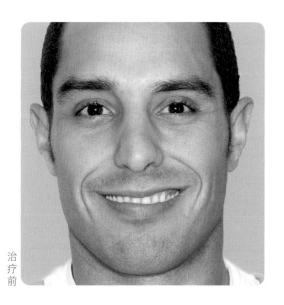
治疗前

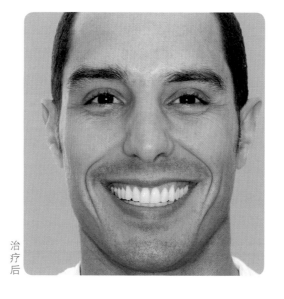
治疗后

保持 皮肤 干净 健康的 15个秘诀

当皮肤紧致光滑、洁净白皙时，笑容才是最美的。想要让皮肤护理发挥最大的功效，就必须让这件事情成为您每天早晚必做的功课。早上护肤能让您看起来精力充沛，晚间护肤能让您彻底放松。皮肤护理不仅可以减缓衰老，让人变得有魅力，增加自信，还能使人身心健康，精神焕发。对自己要有足够的关爱，有计划地实施对健康和容貌的保养，让自己有机会缓解疲惫的身心，整理情绪，恢复精力，缓解压力或补充能量。

环境或者自身荷尔蒙的变化可能会让您的皮肤敏感或者长痘痘，但是您有机会通过以下方式改善您的皮肤状况：

1. 选择合适的护肤产品，每天使用2次（早上和睡前各1次）

2. 每周使用合适的面膜至少1次，对面部皮肤进行去角质处理

3. 洗澡时选用淋浴方式

4. 用完洗发水和护发素之后清洁肌肤

5. 在洗发或者护发之前扎起头发

6. 保持护肤品洁净，避免细菌滋生

7. 在清洁面部之前洗手，使用毛巾，一段时间内的油脂和灰尘都会聚到面部和毛巾上，造成污染并刺激皮肤

8. 不要让气雾剂产品接触后背、肩膀或者面部

9. 白天不要用手接触面部，使用电话听筒前将其擦干净

10. 如果您一定要用手接触面部的话，记得先洗手

11. 不要用手挤或报脸上的伤疤——这只会让它变得更严重，损坏，您只需要适当涂抹祛疤药膏，并不再触碰

12. 长痘痘或者皮肤敏感的时候，一定要保证每晚睡觉时枕套是干净的，枕头套上残留的护发产品或者头皮上的油渍都有可能引发皮肤问题

13. 要注意阳光、风、氧气、香烟和烟蒂都有可能引发皮肤出现痘痘或敏感问题，或者使这种问题更加严重

14. 如果您的皮肤属于敏感型，那么您仅仅需要在白天使用防晒霜——这些防晒产品会使皮肤脱水

15. 品质好的具备美黑功能的防晒产品能让您的皮肤常年呈现健康自然的小麦色，确保您脸部使用的是专业的具有美黑功能的面部专用防晒护肤品

让自己容光焕发！ » 拥有健康、干净的皮肤可以全面提升您的个人形象，正如一块美丽的画布能够完美地呈现您崭新的笑容。

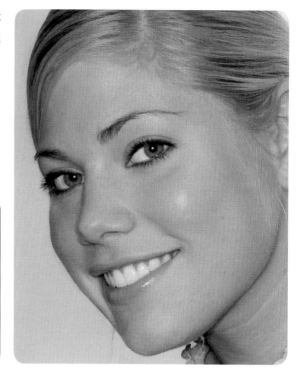

微笑 101 唇部至关重要！

唇部皮肤易干裂，而且随着年龄的增长，胶原蛋白、油脂和水分会很快流失。相继产生的后果是嘴唇下垂，不能对唇部周围的皮肤起到很好的支撑作用，从而加速笑纹和皱纹的形成。尽管如此，坚持以下这些简单的保养措施仍然可以使您的嘴唇保持饱满、年轻：

· 每天涂抹唇膏。最好使用防晒指数为SPF45及以上的润唇膏。嘴唇对阳光非常敏感，长时间暴露在阳光下会引发黑点和黑斑。

· 使用含有维生素和营养成分的润唇膏，从而使您的嘴唇水润健康。一些润唇膏甚至含有抗氧化物质，可以使嘴唇延缓老化，避免自由基的伤害。

· 如果您的嘴唇已经变薄或者显得苍老，您可以每周使用1～2次唇膜。唇膜可以为嘴唇提供额外的水分，使唇部变得水润光滑。

· 嘴唇干裂的时候，不要吃酸涩或辛辣的食物。在嘴唇正常恢复之前，最好吃水分较多的食物，如哈密瓜或者黄瓜等，这些食物可以使您的嘴唇湿润清凉。

无论性别是男是女，面部的毛发都会在很大程度上影响我们的笑容。当然，对女士来说，面部的毛发是多余的，只会让原本甜美的笑容大打折扣，而问题的关键在于如何有效地去除毛发，让面部状态变得更好。对男士来说，情况稍微有些复杂。决定不蓄胡须或者蓄哪种胡须（络腮胡、上唇的小胡须、留鬓角或者山羊胡）很大程度上是根据自己的容貌特征和性格而做出的个性化选择。

微笑 101 蓄胡须还是不蓄胡须?

· 一般来说，如果您在改变笑容之前是蓄胡须的，那我们建议您至少尝试一下在治疗结束后剃掉胡须。许多人认为胡须可以掩盖笑容的缺陷，但是现在，如果您已经拥有了崭新的笑容，那么就充分展示笑容吧！

· 如果您的下颌后缩或者脸的下半部分不对称，那么您可以考虑采用络腮胡须来平衡您面部的这些不完美。

· 如果您的下颌相对于脸的上半部分太过突出，那么可以考虑蓄上唇的小胡须，它能使您脸部的比例变得更协调。

· 如果您的牙齿虽然经过修复或漂白后颜色比之前明亮洁白，但是牙齿的颜色看起来还是发暗，那么您可以考虑将上唇胡须刮掉，或者至少修剪上唇胡须。因为上唇的胡须会在牙齿上投上阴影，使牙齿看起来颜色比实际上更深。

· 如果您对自己的胡须现状不满意，或者想要有所改变，不要害怕尝试不同的造型。毕竟您的胡须无论好坏很快就能长回来！

· 不论您的胡须是什么样子，都应该保持干净并修整得体。

专家 建议 为您的眉毛寻求专业帮助!

强烈建议您前往专业机构接受首次眉毛塑形，或修整之前不美观的眉形。如果您后期想要自己维护眉毛，建议您听取关于眉毛塑形及修整的专业意见。如果您在错误的位置上拔掉了过多的眉毛，那么这些眉毛很有可能无法完全重新长回来。

12

刮掉胡须能带来多大的改变

　　有些男士蓄胡须和不蓄胡须都很好看，所以他们最好能够根据自己想要展示的形象来决定是否蓄胡须。下图这位英俊的年轻男士在旅途中没有理发，也没有刮胡须，这让他看起来略显粗犷。当他刮掉胡须，剪短头发后，他看起来更时尚、更随和（化妆师：Rhonda Barrymore；发型师：Richard Davis）。

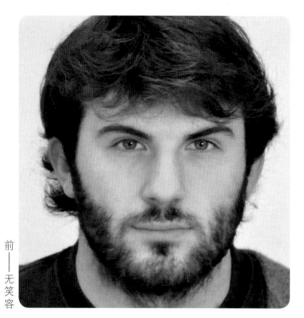

前——无笑容

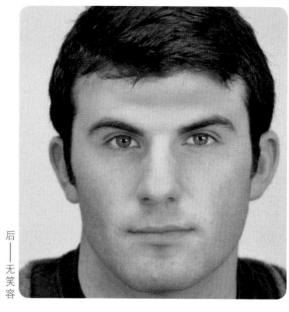

后——无笑容

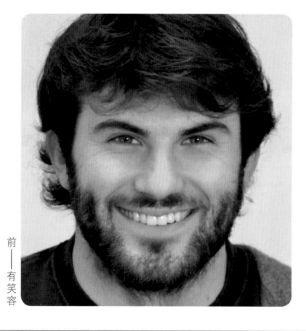

前——有笑容

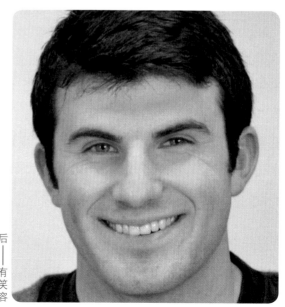

后——有笑容

您应该了解哪些知识

专业方法

▶ 蜡脱毛

　–将热蜡或冻蜡敷在要脱毛的区域，并将条形织物带贴在蜡上。专业脱毛师在快速撕下条形织物带的同时将面部毛发连同蜡一起拔起。通过这种方法脱毛，效果大约能维持4周。

　–脱毛后的区域在几小时内可能会泛红。记得在脱毛后的区域涂抹防晒霜，防止皮肤晒伤、提早老化或者是长斑。

　–经常性对眉毛或嘴唇周围进行蜡脱毛治疗会导致局部皮肤松弛下垂。

▶ 激光脱毛

　–利用激光去除浅色皮肤上的深色和较粗的毛发。激光不能用于去除细小或者浅色的毛发。

　–激光会产生短暂的刺痛感，也可能会导致粉刺和局部皮肤永久的变色。

　–通常情况下，激光脱毛需要操作6~8次，每两周1次。脱毛的效果非常持久，但并非永久有效。

▶ 美容式电解脱毛

　–专业人员使用一个带有电极的细小探针（有时探针上涂抹化学物质），通过破坏每个毛囊内的基质细胞达到脱毛的效果。

　–电解脱毛是唯一通过美国食品药品管理局认证的永久性脱毛方法。

　–脱毛过程会引起疼痛，效果持久，花费较高。

▶ 棉线脱毛

　–这种脱毛方法非常古老，操作者将棉线缠在手上呈十字形交叉，贴在脸上快速移动棉线，此时，棉线就像一把剪刀一样，将毛发剪短或拔出。

　–定期去美容院脱毛可以保持面部光滑，无多余的毛发。需要注意的是，即使是技术很熟练的棉线脱毛师也可能发生意外割伤皮肤的情况。

12

自助脱毛的方法

▶ 剃刀脱毛

　　–为什么用剃刀脱毛后毛发会生长得更浓密？这一直是个未解之谜。联合使用多刀片剃刀、剃须啫喱或剃须油，以及剃须后护理产品，是一种经济快捷的面部脱毛方式。

　　–如果您的颊部有顽固而浓密的毛发，您可以先用剃刀剃除柔弱的末梢毛发，等待第二天毛发再次长出后再拔除。

　　–可以偶尔在剃除毛发后的区域温和地使用去角质产品，这样能防止毛发向皮下生长。

　　–剃眉毛时，要使用单片的剃眉刀，并将食指放在眉毛上，防止失手剃掉正常的眉毛。

▶ 电动剃须刀脱毛

　　–使用电动剃须刀的功效跟上述用剃刀脱毛的功效相同，但是您用电动剃须刀的时候不要使用剃须啫喱或剃须油，而是使用剃须粉。

▶ 镊子脱毛

　　–稍加练习后，您可以使用精密的镊子，从正确的角度快速轻松地将面部较粗的毛发逐一拔除，一次一根。

　　–不推荐男士使用镊子拔掉胡须，但是他们可以用镊子稍微修整一下眉毛。

　　–因为毛发被连根拔起，所以镊子脱毛效果持久。在没有专业人员的帮助下，这是一种不错的脱毛方法。

　　–偶尔在镊子脱毛后的区域使用去角质的产品，可以防止毛发向皮下生长。

▶ 电动脱毛仪脱毛

　　–这是一种电动的、手握式的小仪器，可旋转的圆柱形头部内有多个无规律开启关闭的微小镊子，可以快速轻易地将面部毛发除去，效果可以保持几天到几周不等。

　　–首次使用可能会跟用蜡脱毛一样痛，但是随着使用次数越来越多，疼痛感也会下降。

　　–这些微型镊子不会损伤表皮的细胞，因此是最安全的脱毛方法之一。

▶ 化学脱毛膏脱毛

　　–这是一种经济便捷的面部脱毛方法。但是请注意：如果这些化学物质在脸上停留过久，可能会对面部皮肤产生刺激或者烧灼感。

虽然化妆不像护肤那样必须每天坚持，但化妆确实可以让您看起来更加时尚，并且心情愉快。彩妆可以突显出您的容貌优势，掩饰瑕疵，使您的笑容美丽动人。

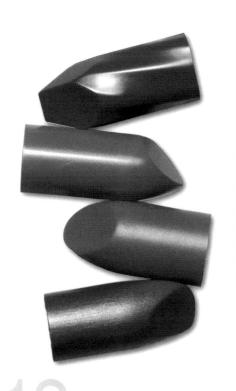

怎样用自然的 妆容塑造日常的 优雅

1. 保证化妆前的脸部洁净湿润。

2. 在眼睑部位涂上保湿霜或者保湿型遮瑕膏。

3. 选择适合您肤色的深色亚光眼影，用宽的眼影刷将眼影刷在眼睑上，从睫毛上方刷到眼睑褶皱处，从一侧眼角刷到另一侧眼角。

4. 选择中等深色的亚光眼影，用圆形眼影刷将眼影刷在眼睑褶皱处，并在眼窝处稍作扩展，注意混合好两层眼影的颜色。

5. 选择更深颜色的亚光眼影，在眼睑褶皱处的外侧（外眼角处）刷眼影，覆盖眼睑的底色，并稍微超出褶皱一点。用干净的眼影刷将颜色混合在一起。

6. 选择比肤色稍亮的柔光炫彩眼影，刷在眉骨的外角，上至眉线处，混合颜色。

7. 用少量眉粉将眉毛刷出适当的形状和轮廓。

8. 用颜色更深的防水眼线笔画上眼睑的眼线。

9. 选择柔和颜色的眼影，用眼线刷将眼影刷在下眼线的位置上。

10. 用睫毛夹使睫毛上翘，涂上防水的睫毛膏，待其晾干后再涂一层。

11. 用指尖蘸取少量的膏状腮红涂在苹果肌处，用手指的指腹将腮红向太阳穴方向晕开。

12. 选择与皮肤颜色相似的自然色粉饼，用化妆刷蘸取粉饼上的粉覆盖在腮红处，再均匀地刷满全脸。注意调和颈部和脸部的颜色。

13. 将少许亚光色粉状的腮红涂在苹果肌的中心区域，然后用柔软的腮红刷将腮红与皮肤的颜色融合在一起。

14. 使用透明的控油粉饼，防止皮肤泛油光。

15. 最后就是选择合适颜色的唇膏了。您可以在唇膏上再涂上一层效果更持久、光泽更好的唇彩。

- 挑选唇膏时，尝试一下与牙龈颜色完全匹配的唇膏。这样的唇膏能将您的牙齿衬托得更加明亮洁白，会让您爱不释手。

- 使用与您嘴唇颜色相匹配的唇线。不要把唇线或者唇膏涂到嘴唇边缘以外。

- 深色的亚光唇膏会让您的嘴唇看起来更薄更苍老，而有光泽的唇膏会让嘴唇看起来更饱满、更年轻。

化妆带来的变化

　　这位女士的脸型是心形的，所以她的化妆重点就是平衡面部较宽的上部和较窄的颏部。化妆师选用了比她自然肤色更亮的粉底液，在颏部的位置打底提亮，从而使她的尖颏部看起来更加柔和。然后化妆师再用较深色的粉饼和腮红柔化她的前额和脸颊。发型师给她做了一头长卷发，这使得颏部的线条看起来更丰满，再加上一缕刘海，整个脸庞比例更加协调。化妆前后双侧面部的对比照片揭示了仅通过化妆带来的巨大改变（化妆师：Rhonda Barrymore；发型师：Richard Davis）。

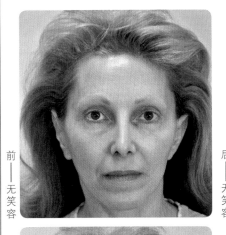

前——无笑容

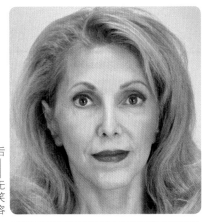

后——无笑容

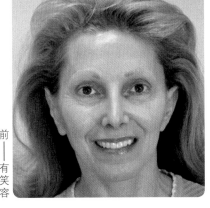

前——有笑容

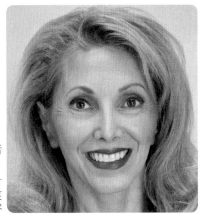

后——有笑容

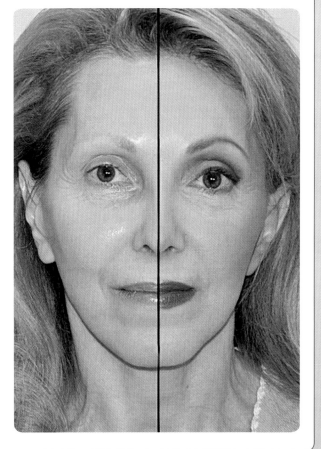

没有任何一个人的面容是完美的；即使您已经改善了笑容或者是做过其他的美容手术，您仍然会有一些面部特征不如别人好看。因此，选择一款适合的、能让您扬长避短的发型就显得非常重要。最好的方法是选择一款能平衡您脸型的发型。最令人喜爱的脸型是椭圆形，所以我们的目标就是通过改变发型使您实际的脸型与这个理想脸型尽可能地接近。如果您的脸型偏短，那么您的发型需要能够拉长脸型；如果您的脸型很长，那么缩短脸部的发型就最适合您。

专家建议 零风险尝试新发型！

如果您对于更换新发型非常担忧，或者不确定什么样的发型最适合您，您可以浏览一些网站看看不同的发型如何改变您的形象。以下几页的数码照片预览和专家建议来自TheHair-Styler.com网站。这是一个互动型网站，在这个网站上您可以上传个人的照片，在虚拟环境下尝试各种发型。同时，网站还提供一些关于发型设计的免费咨询、发型潮流的文章以及发型建议和小技巧。当然，您也可以浏览名人的发型，从而获得灵感。您与发型师交流得越详细，您就越有可能得到喜爱的新发型。

没头发也不错！ » 有不少男士都选择把头发剃掉，而不是为日益后退的发际线而焦虑。如果您的脸部结构和笑容足够好看，那么剃光头的效果也会不错。从下图可以看出，明亮的全新笑容为这位世界级的跆拳道冠军增色不少。

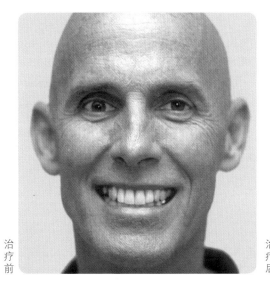

治疗前

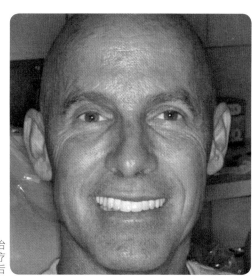

治疗后

12

圆形脸 ROUND

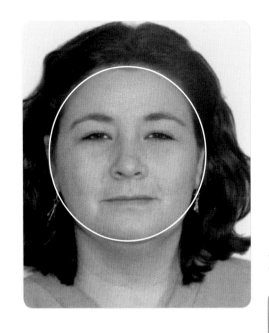

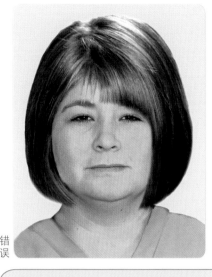

错误

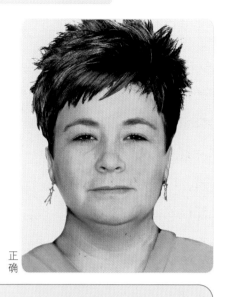

正确

如果您的脸型是圆形的……

您就需要选择一款能拉长脸形，而不是使脸型变宽的发型。短发通常是最好的选择。如果您更倾向于中等长度或者长发，那就选择一款将头发聚在中间，面部两侧发量很少甚至没有头发的发型。避免两侧发量过多以及又直又厚的刘海儿，这些发型会让您的脸看起来更短（发型来自TheHairStyler.com）。

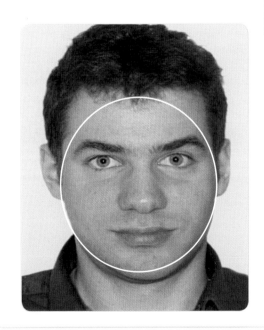

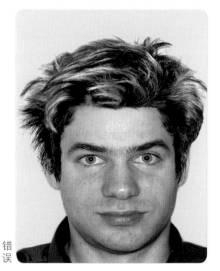

错误

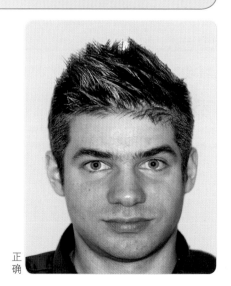

正确

221

长方形脸 OBLONG

面部形状被拉长，脸颊轮廓比较垂直。

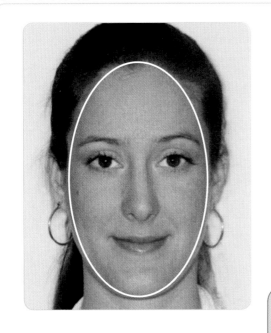

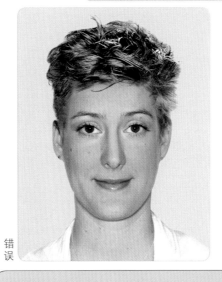

错误

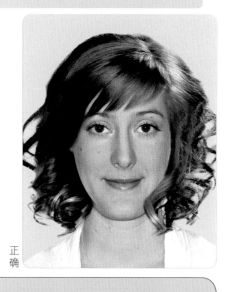

正确

如果您的脸型是长方形的……

　　那么您的主要目标就是缩短面部长度，而最好的方法就是增加面部宽度。两侧有头发和直刘海儿的发型就很好。小卷和波浪卷的发型能柔化脸部线条，使长方形脸看起来不那么长。一定要避免选择头发集中在头顶中间、整体发量太少或没有刘海儿的发型（发型来自TheHairStyler.com）。

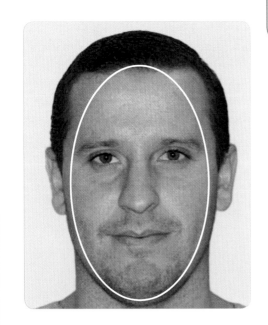

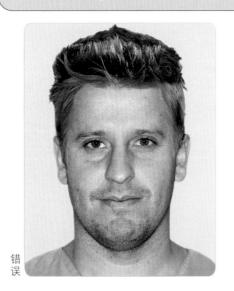

错误

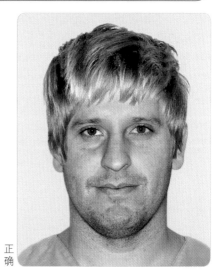

正确

方形脸 SQUARE

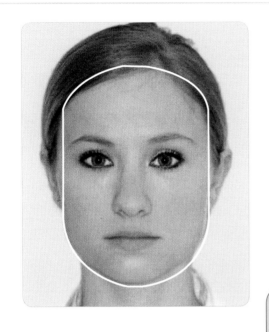

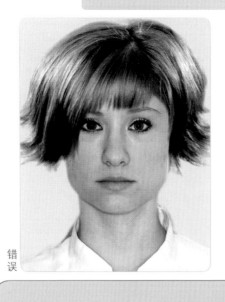

错误

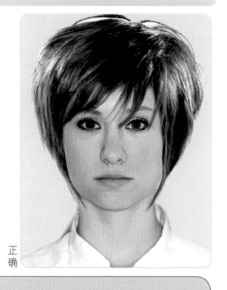

正确

如果您的脸型是方形的……

　　那么您需要找到一款发型来削弱您下颌骨四四方方的感觉，例如圆形轮廓的碎发发型或偏向一侧的轻盈刘海儿。一定要避免横线条的发型，尤其是长度与下颌平齐的或者是头发集中到头顶中部以及刘海儿很厚的发型（发型来自TheHairStyler.com）。

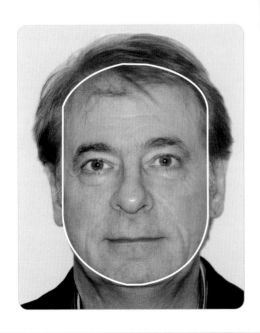

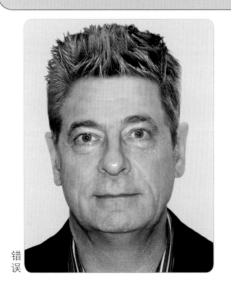

错误

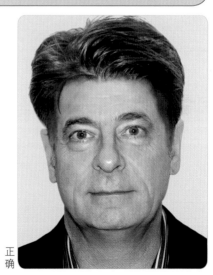

正确

心形脸 HEART

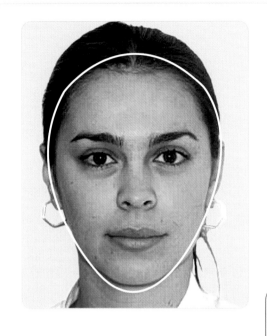

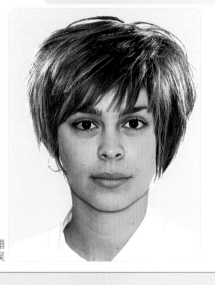

错误

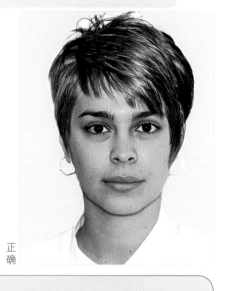

正确

如果您的脸型是心形的……

　　最好选择一款在头顶位置有一定高度的发型，这样额头看起来不会那么宽，也可以让人们将视线从您颊部的位置转移开。有层次的发型效果最好，尤其是头发的长度能够与颊部平齐。任何可能增加您颜面上部宽度的发型都应该避免，包括蓬松的短发和又厚又长的直刘海儿（发型来自TheHairStyler.com）。

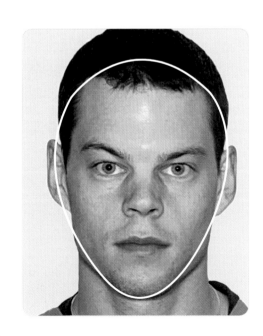

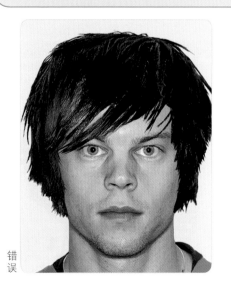

错误

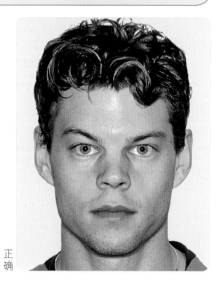

正确

12

椭圆形脸 OVAL

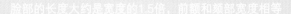

脸部的长度大约是宽度的1.5倍，前额和颚部宽度相等

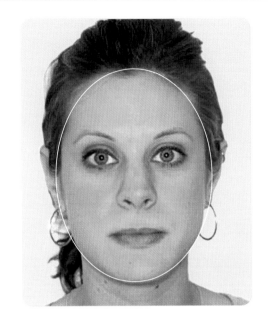

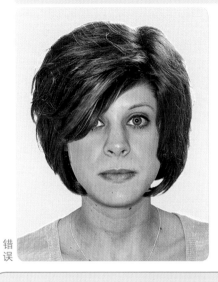

错误

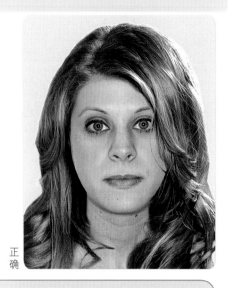

正确

如果您的脸型是椭圆形的……

那么您已经拥有了最理想的脸型，这就意味着您拥有更多的选择。唯一的指导意见就是您需要选择能彰显您脸部优势的发型，不要让头发过多地盖住您的脸。您最好也不要选择那些会让面部看起来更宽的发型，因为这类发型会让您原本完美的椭圆形脸看起来太圆或太方（发型来自TheHairStyler.com）。

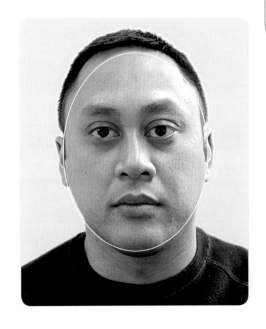

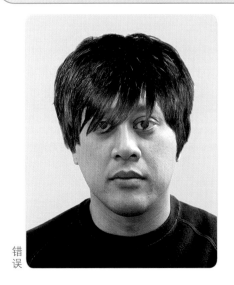

错误

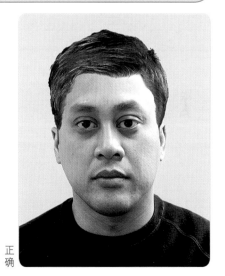

正确

展现柔美的一面

这位女士的脸型是方形的，所以化妆和选择发型的目的是为了柔化她脸部的轮廓。化妆师选择了比她肤色稍深的粉饼，搽在下颏较方的地方和太阳穴的上方，以便塑造出理想的椭圆形脸。发型师根据她的脸型设计了斜刘海儿，脸的两侧也留有部分头发。贴在面颊两侧的头发和斜刘海儿一起遮挡了部分面庞，掩盖了方形脸的缺陷，让她美丽的笑容成为被关注的焦点（化妆师：Rhonda Barrymore；发型师：Richard Davis）。

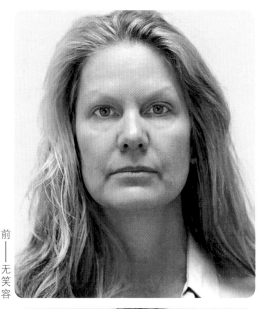
前——无笑容

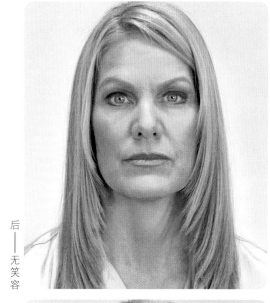
后——无笑容

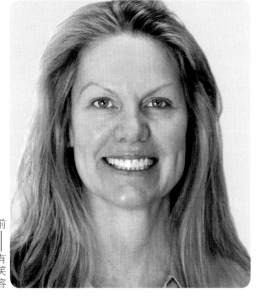
前——有笑容

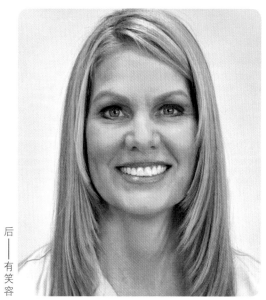
后——有笑容

12

226

美好生活的3个建议

1. 享受生活

感恩生活，笑对人生——不是双唇紧闭的抿嘴笑，而是真正的开怀大笑。生活中有很多值得感恩的事情，正是您最需要关注的地方。有时您可能会遇到某些困难或者面临艰难的抉择，要记住，您不是孤军奋战。向其他人倾诉您的问题或者将问题写在日记上。请记住，当您对某些事物真正感到满意的时候，依照当时的情况而言，您的抉择一定是正确的。

2. 发现有趣的事，学做有趣的人

如果您感觉人生乏味，那就意味着您忽略了什么——而被忽略的正是您自己！为了恢复对自己的关注，您需要适当休息和体验养生之道；补充充足的水分、食物和营养；注意个人护理；通过学习充实自己的精神世界。然后，试着关心其他人的生活，包括结交朋友，给别人指导或建议，捐助或做志愿者。与那些对自己和他人的生活不感兴趣或者整天感到无所事事的人进行比较，能够积极经营人生和追求事业成功的人士会更加快乐和健康。

3. 喜欢自己的样子

当您已经拥有崭新的笑容，您可能对自己的容貌还不够满意。如果发生这种情况，那就与您的牙医坦率地交流一下吧。他也许会告诉您还有哪些方法可以让笑容变得更美，并且可以帮助您判断是否有别的外表问题真正导致了您的不满意。第11章介绍了面部整形手术可以提升您的形象并矫正一些仅仅通过改变笑容而不能解决的问题。然而，很重要的一点是您需要记住，没有一个人是完美的，也正是您的某些小瑕疵让您与众不同而且具备独一无二的美。许多人在别人眼里很漂亮，虽然他们的面部特征与理想的或者所谓"正常的"的容貌仍有差距，但是他们找到正确的方式来呈现这些特征并给他们的容貌加分。本章的发型和化妆建议可以最大限度地帮助您在现有的状态上扬长避短。请记住，接受自己的容貌才能让您更加自信——自信的人才是最美的。

内心的平静带来**外在的美丽**！

压力、愤怒和疲惫会对您的内在和外表的美造成负面影响，尤其是影响您的笑容。找到舒缓压力、防止早衰的方法非常重要。只有找到了内心真正的幸福，您才能展现出自然而充满活力的笑容。

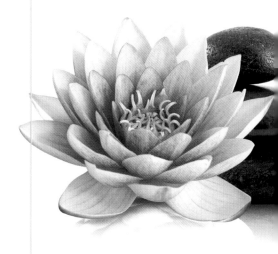

附录

如何实施

　　本附录概括介绍了本书中涉及的牙齿美容的主要方法。花几分钟时间看看针对您的个人问题都有哪些建议，这样有助于您更好地了解牙医可能推荐的治疗方案。在咨询牙医之前您对相关知识了解得越多，您就越有能力指出具体的问题并做出最好的决定。

树脂粘接

　　将复合树脂粘接到牙齿上的技术在大约50年前就已经开始。当牙医采用和牙齿颜色相同的树脂去修复那些颜色异常的、歪的、短的、缺损的、龋坏的或者折断的牙齿之前，首先要对牙釉质进行温和的酸蚀，然后使用特殊光照对树脂进行固化并使之与牙齿的表面进行粘接。复合树脂修复体经过形态修整和抛光以便与天然的牙釉质相似。

树脂粘接如何改善牙齿美学问题？

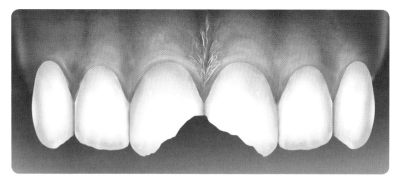

折裂的牙齿需要进行树脂粘接修复。

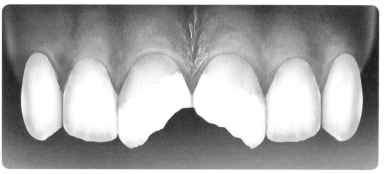

对牙齿釉质进行酸蚀，为复合树脂粘接做准备。

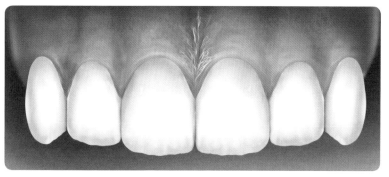

复合树脂已经粘接完毕。树脂粘接修复是无痛的，通常一次就能完成。

瓷贴面

外观自然、高强度、防染色的超薄瓷贴面可以粘接在一颗或多颗牙上从而改善歪斜的、变色的、磨损的或断裂的牙齿外观。为了让瓷贴面能够完美就位和粘接牢固，牙医很有可能需要将您的牙齿磨薄一些，然后对牙釉质进行化学酸蚀后再将瓷贴面粘接到牙齿表面。瓷贴面的美观体现在不容易附着色素，而且如果正确粘接，瓷贴面还可以增加牙齿的强度。

瓷贴面是如何粘接就位的？

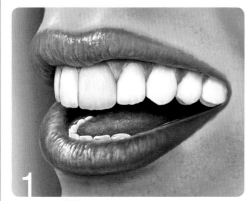

1 瓷贴面将粘接在变色的左侧门牙上。

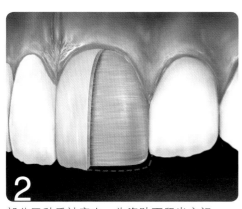

2 部分牙釉质被磨去，为瓷贴面留出空间。完成牙面预备后，用印模采集已经预备好的牙体形态以便技工室制作瓷贴面。

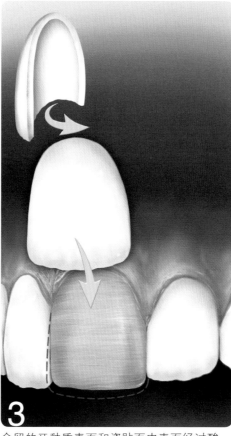

3 余留的牙釉质表面和瓷贴面内表面经过酸蚀处理后，用树脂粘接剂将瓷贴面粘接固定在牙齿表面。

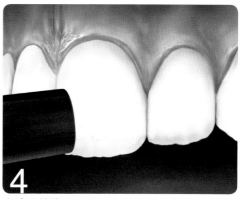

4 瓷贴面就位后，采用高强度的光照作用几秒钟后使粘接剂聚合固化。

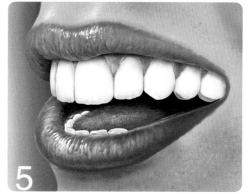

5 瓷贴面看起来与天然的牙齿非常接近，而且周围的软组织是健康的。

瓷贴面与牙釉质磨除

如果您选择瓷贴面修复，您和牙医必须决定是否需要磨除牙齿外侧表面的釉质，以及究竟需要磨除多少。磨除牙釉质的目的是为瓷贴面预留空间。

优点

1. 牙齿看起来太大的可能性降低。
2. 更好的牙齿形态通常意味着更健康的牙龈状况。
3. 美学效果可能更好。

缺点

1. 牙釉质被磨除是不可逆的。
2. 牙釉质磨除越多，牙齿颜色看起来可能会更深，因为牙釉质所覆盖的牙本质颜色更深。
3. 磨除的牙釉质越多，牙髓出现问题的可能性就越大。

瓷贴面使时光逆转 » 这是前任的选美皇后，她对自己笑容不满意。她想让自己重新变回年轻的模样。第一次咨询牙医的时候她带来了几张自己年轻时候的照片，借助电脑技术，她预先看到了可能实现的理想效果。现在她重新获得了颁奖典礼上的笑容。

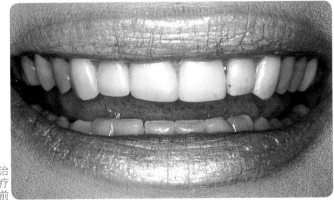
治疗前

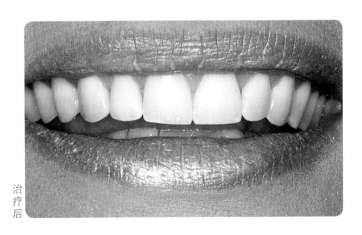
治疗后

全冠修复

完整的全冠能360°替换牙釉质和部分牙本质。全冠又称为牙套，能够让微笑时看起来歪歪扭扭的牙齿变得整齐，或用于修复残缺或受损的牙齿。在种植体上放置全冠还可以修复缺失的牙齿。多个独立的全冠通常与瓷贴面同时应用于全口咬合重建。

全冠修复是如何就位的？

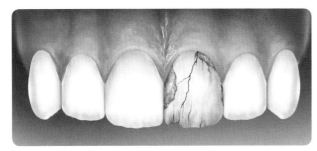

这颗牙齿有严重的折裂和切端缺损，全冠修复是最好的治疗方法。

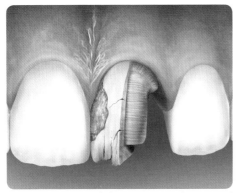

1/2的牙体已经预备好，图片显示备牙过程中牙体组织结构大约去除的量。

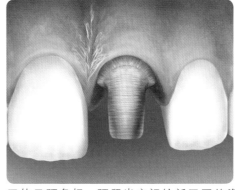

牙体已预备好，预留出空间给新牙冠的瓷质外冠（以及牙冠内层起支撑作用的金属内冠）。

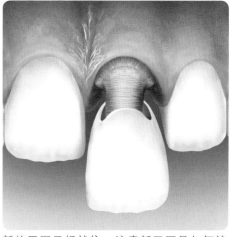

新的牙冠已经就位。注意新牙冠是如何就位并在牙龈组织的覆盖下隐藏了天然牙齿和人造冠之间交接的边缘（对接边缘处）。

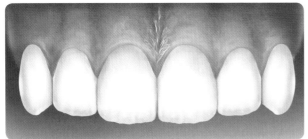

当新牙冠的形态被调整到外观和感觉都接近天然牙齿后，使用特殊的牙科粘接剂进行最后粘接。全冠修复的美学目标是使新牙冠看起来似乎是从牙龈里自然生长出来的。

固位钉与固位桩的比较

　　牙齿折断后通常变得脆弱而需要加固。在这种情况下，可以将固位钉或者固位桩放置于牙齿内部，不仅增加牙齿的强度，还可以将固位钉或固位桩制备成桩核用于牙体修复。

固位钉

· 有时用于后牙区增加填充材料的稳固度。

· 不与复合树脂同用。

· 在不需要去除牙神经的情况下，可以将固位钉采用粘接、敲击或者旋拧方式使之就位后提高牙齿的强度。

· 固位钉费用通常是每单位100～350美元。

固位桩

· 通常在去除牙神经后放置在牙齿内。

· 通常用在牙冠需要承受很大的咀嚼力量而剩余的牙体组织有限的情况下。

· 纤维桩费用通常是每单位250～650美元。

全冠的类型

　　美学全冠分几类。有些是完全采用高强度陶瓷或者铸瓷制作的，而其余的是结合使用金属和陶瓷。您和您的牙医选择用哪种全冠取决于多种因素，这些因素包括需要修复的牙齿位置和问题的严重性，以及周边牙龈组织的整体健康状况等。让牙医结合您的特殊情况而建议选择哪种冠将是最好的方式。

整个牙冠边缘为金属的金属烤瓷冠	外表面对接边缘是陶瓷的金属烤瓷冠	全瓷冠
优点	优点	优点
▶ 强度最高	▶ 美观	▶ 在使用期限内是最美观的
▶ 最实惠	▶ 外表面没有金属露出来	▶ 没有金属显露的问题
缺点	▶ 强度也较高	缺点
▶ 如果牙龈组织萎缩或者太薄，金属就可能显现出来	缺点	▶ 不如金属烤瓷冠强度高
▶ 金属可能会影响陶瓷的颜色	▶ 嘴张大时通常能看到冠内侧的金属	▶ 冠边缘容易碎裂
	▶ 极少数情况下金属会影响陶瓷的颜色	▶ 制作成本较高
	▶ 冠边缘容易碎裂	
	▶ 制作成本较高	

充分利用美学全冠的试戴机会

▶ 在试戴的时候，不要使用麻醉剂，以便于在自然状态下观察唇线。

▶ 要求使用能看到整个面部的大镜子，并伸直手臂将镜子拿远一些，以便了解您的笑容在别人眼里的样子。

▶ 保持自然表情，从各种角度和不同的光线下观察修复的效果。

▶ 不要匆忙做决定。用足够长的时间观察修复体直到自己习惯为止。

▶ 既要考虑牙医的意见也要兼顾自己的想法。

▶ 如果您非常重视某些人的意见，那么在您试戴牙冠的时候一定要邀请他/她陪同。

▶ 最重要的是，实话实说。如果您对于试戴效果不满意，这个时刻正是进行必要调整的时机。

沟通是必要的

当您试戴满意的时候，医生可能会要求您签署一份知情同意书。治疗将暂时停下来，直到您和您的牙医以及其他有关人员对您的牙齿修复体的外观都满意才会继续。然而，您需要记住的是，当您的牙齿已经进入试戴阶段，在治疗方案上做出大幅度调整已经为时太晚。如果您需要特别的"外观"，务必要在开始阶段就与牙医进行讨论。

临时冠可以帮助您做出决定

通常情况下，在进行最终的全冠修复前，医生会为您提供由高分子材料或者是复合树脂制作的临时冠。如果您的牙齿被延长或者需要建立新的咬合方式，这些"临时冠"能够帮助您习惯新的牙齿颜色或者形状。这也有助于您事先确定是否喜欢这种外观以及是否需要修改。如果您需要佩戴临时冠，无论时间长短，最好采纳花费略高而质量好的临时冠。虽然美学临时冠的制作耗时较长、花费较高，但是通常情况下物有所值。

您必须习惯新牙冠

您不可能在一夜之间就习惯新的牙冠。您的舌头、脸颊、嘴唇和大脑往往需要1~2周的时间来适应这些变化，尤其是在接受激进的治疗后。放松，并尝试转移大脑对口腔的注意力。用不了多长时间，您就会习惯几乎所有的新变化。但是，如果您感觉牙齿咬合不太舒服，那就需要尽快就医。如果没有及时纠正，错误的咬合关系可能会导致颞下颌关节的疼痛和破坏。

判断新牙冠是否美观

是　否

☐　☐　1. 颜色是否与其他牙齿一致?
全冠制作的目的是使其看起来尽可能自然。

☐　☐　2. 是否太长或太短?
理想状态下,当您说"forty-five"这个词组时,上牙的切端应该恰好能接触到下嘴唇。记住,如果您想要笑容看起来更年轻,两颗中切牙就应该比两颗侧切牙略微长一点。

☐　☐　3. 牙龈看起来是否健康?
每颗牙齿的牙龈边缘轮廓应该呈半月形。牙龈发红、肿胀或者出血都是牙龈不健康的状态。健康的牙龈具备橘皮纹理。

☐　☐　4. 牙齿的中线是否与面部的中线对齐?
理想状态下,在两颗上颌中切牙中间虚拟画出的垂直线应该与面部的中线重合。如果不能完全重合的话,这条线至少应该与面部的中线平行。

☐　☐　5. 全冠是否复制了天然牙齿的形状?
如果可能就带上一张您自己的旧照片,这有助于牙医为您塑造最佳的牙齿形状。新牙冠不应该太大,也不应该看起来似乎是被牙龈推出来的突兀状态。新牙冠应该像是自然萌出的并与牙龈线自然贴合。

☐　☐　6. 新牙冠的表面特征是否跟相邻的牙齿相同?
如果相邻牙齿的外表面上有突出的脊线或者其他无规律的表面特征,那么新牙冠也应该具备这些表面上的细节,这样新牙冠与天然牙齿在反射光线的时候才能达到统一。

☐　☐　7. 相邻牙齿是否需要通过形态调整或重新修补而改善外形?
很多情况下,只要改善相邻或者对侧咬合的牙齿形状,您的新牙冠的美学效果将被大大提升。

☐　☐　8. 新牙冠看起来自然吗?
有时,在新牙冠上加少许瓷或者进行轻微的形态调整,就能让牙冠呈现出略微不规则和更自然的状态。

如果牙龈退缩将发生什么?

全冠类型

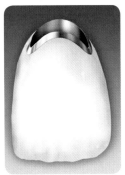

整个边缘是金属的金属烤瓷冠。

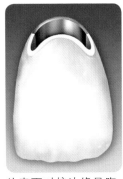

外表面对接边缘是陶瓷的金属烤瓷冠。

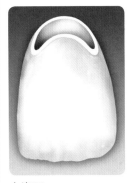

全瓷冠。

牙龈退缩

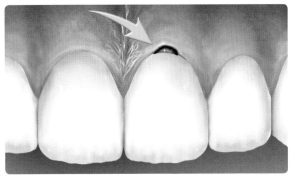

金属边缘暴露。

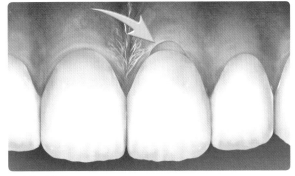

牙颈部暴露。

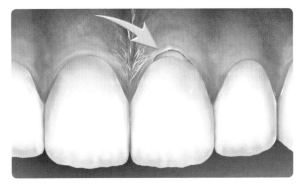

牙颈部暴露。

修复后

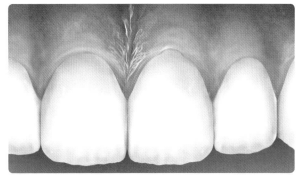

用复合树脂覆盖后在一定程度上仍能看出金属边缘。

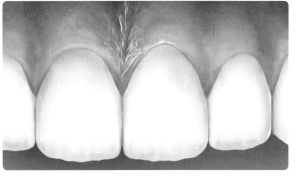

为了美观,暴露的牙颈部被覆上复合树脂,复合树脂与烤瓷冠的陶瓷边缘很好地融合在一起。

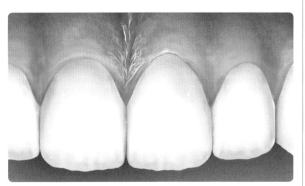

为了美观,暴露的牙颈部被覆上复合树脂,复合树脂和全瓷冠的陶瓷边缘很好地融合在一起。

全套备用冠也许是以防万一的最好措施

新牙冠难免会碎裂，尤其是周末或者外出旅行期间，而这时看牙医往往不方便，如果有备用冠是不错的选择。

如果您需要制作陶瓷冠，可以与此同时复制备用冠，而这套冠通常价格略低一些。如果因为资金有限而不能预制备用冠，您可以考虑保留临时冠以备不时之需过渡使用。如果以上方式有困难，您至少可以要求牙医为您保留之前制作牙冠的模型或将模型交给您本人保存。很多情况下这个模型可以再次使用，为您省下重新采集牙齿印模的费用。

优点

1. 比重新制作便宜一些。
2. 您可以立即更换碎裂的牙冠。
3. 您可以节省临时就诊或再次就诊的费用。
4. 您也许能够抵御货币贬值；随着时间的推移，您的备用冠可能会升值。

缺点

1. 初期的费用较高。
2. 备用冠可能永远派不上用场。
3. 您的牙齿可能随时间而改变，导致备用冠不再适合。
4. 如果多年后冠颈部边缘的牙龈线发生变化，备用冠也可能无法使用。

冠碎裂了应该怎么办？

- 尽早就诊，尤其是牙齿敏感的情况下。牙齿的内部组织可能暴露，或者牙齿可能受到损害，立刻就诊非常有必要。

- 如果不能立刻就诊，可以像往常一样刷牙，但是要避开敏感区域。否则，细菌可能会滋生，进而加重病情。随后您仍然需要尽快就诊。治疗被拖延可能会导致其他问题。

- 如果您有备用冠或者临时冠，尽快用这些冠直接替换碎裂的牙冠，不要忘记为您已经使用的牙冠再次预制备用冠。

- 如果您没有备用冠或者临时冠，那就把破裂的牙冠碎片收集起来。这些碎片有希望被粘回原位，继续使用直到新牙冠做好。

- 不要试图自行维修牙冠。有些市场上销售的胶水可能会在您的口中溶解。此外，如果您自己用的是氨基丙烯酸酯胶水，牙医或许无法将这种胶水彻底从牙齿上清除掉，也就无法使牙齿碎片更精确地就位。

固定桥

　　固定桥是用来替换缺失的单颗或多颗牙齿。固定桥是用粘接剂固定在口内相应的位置上，而活动义齿可以从口内取出后进行清洁。固定桥通过与相邻的牙齿或者种植体（可见后文）进行粘接从而实现固定。尽管大多数的固定桥都具备金属连接体，随着陶瓷材料的进步，制作全瓷材质的固定桥已经成为可能。固定桥制作完成以后，牙医会为您试戴以便于您评估桥体是否合适、颜色形态是否满意，以及咬合是否正确。这时任何必要的改变都可以实现，然后桥体会经过再次上釉或抛光，最后粘接就位。

传统的固定桥是如何修复缺失牙的？

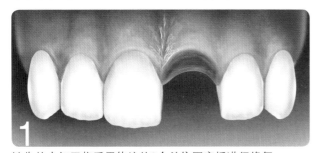

缺失的中切牙将采用传统的3个单位固定桥进行修复。

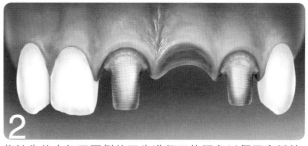

将缺失的中切牙两侧的牙齿进行牙体预备以便固定桥就位。

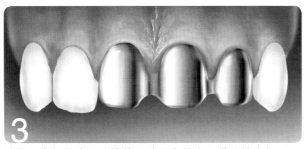

试戴固定桥的金属连接体，随后在其表面进行烤瓷加工。固定桥连接体也可以选择用全瓷材料。

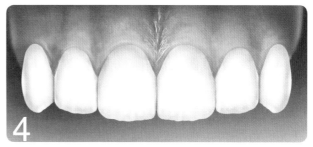

已经完成的金属连接体烤瓷桥已经就位于基牙上，牙龈组织覆盖了烤瓷桥的边缘，恰到好处地隐藏金属和陶瓷材质的接缝。

树脂粘接的固定桥是怎样与邻牙连接的？

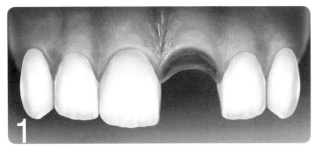

缺失的中切牙将采用树脂粘接的固定桥进行修复。

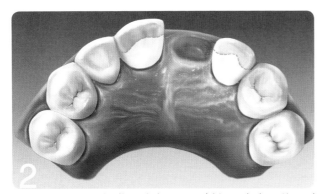

口腔上腭图。已经微量地磨去了两侧邻牙内表面的牙釉质。

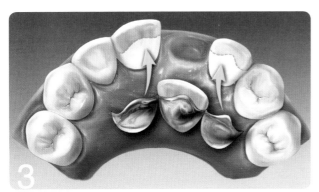

对两侧邻牙的内表面和固定桥金属"翼"的内表面进行酸蚀。用高强度的复合树脂粘接剂将固定桥的金属翼粘接到牙齿上。

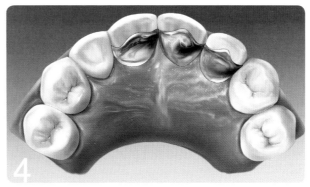

口内图展示了薄而坚固的金属翼是如何将人造牙齿与邻牙进行连接的。

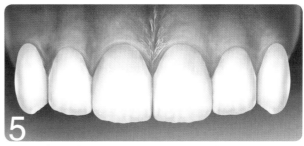

请注意树脂粘接桥如何实现从正面看不到金属的。

种植牙

种植牙是最令人激动的牙科技术发展之一。种植牙是一种能自然、永久、安全地修复或者替换缺失牙齿的技术。获益于这项技术，多年不能咀嚼的人现在已经可以咀嚼了。在大多数情况下，种植牙是通过手术将钛质的种植体植入上颌骨或下颌骨中作为根基，然后在种植体上部套上牙冠或者桥体。

种植体是如何植入的？

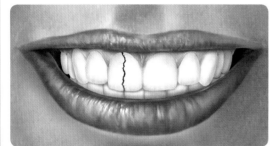

这颗劈裂的牙齿需要被拔除。

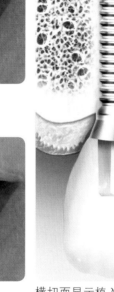

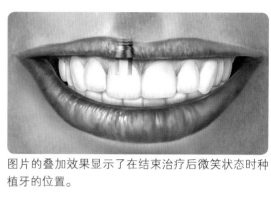

图片的叠加效果显示了在结束治疗后微笑状态时种植牙的位置。

牙齿拔除后牙龈的外观。

横切面显示植入种植体和覆上全冠后种植体与牙槽骨及牙龈之间的关系。

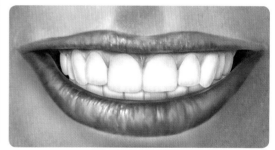

种植和全冠修复完成后的最终效果需要兼顾功能和美观。

谁能够实施种植牙治疗？

实施种植牙治疗通常是由一个团队完成的，这包括外科医生（牙周病专科医生或口腔外科医生）植入种植体，义齿加工中心的技师制作全冠，修复科医生将全冠就位。尽管如此，一些全科牙医接受种植牙操作训练后可以实施植体植入和全冠修复。虽然种植牙医学还不是一个正式的口腔医学专科，但是很多牙医已经接受了大量的种植操作训练，有些医生甚至只选择开展种植牙治疗。

种植牙的步骤

　　种植牙可以一次完成，也可能需要耗时数月，这取决于您的自身条件。尽管随个人需求可能有所不同，种植牙修复通常具备以下基本阶段和治疗步骤。手术阶段一般分为两步，虽然有时也可一步实现。

术前阶段

· 您需要做一次彻底的口腔检查，或许还需要进行头部、下颌骨以及牙齿的X线检查。如今许多牙医使用CT扫描设备拍摄种植区域的三维立体图像。这有助于牙医提前精确规划将植体植入骨骼的位置。

· 借助于采集牙冠或/和牙槽嵴的印模，牙医可以确定植体应该植入的确切位置。

· 有些特殊的情况下，在植入种植体前有可能需要进行血液检查以及全身体检，以便确定您全面的健康状况和预估治疗成功率。

手术阶段（二期种植）

· 在牙龈上切开一个小口，植入种植体，再将牙龈切口缝合后恢复原状。这个操作可以在口腔门诊采用局部麻醉或者在医院及诊所内采用镇静或全身麻醉的状态下进行。对某些特殊患者而言，不需要切开牙龈就可以直接在牙槽骨内植入种植体。

· 种植手术结束后，您可能会感觉牙龈有些肿胀或颜色变化以及其他不适，通过服用药物能够缓解这些问题。几天后牙龈将恢复常态。为了使种植体与周围组织正常融合，建议在手术后的4～6周内食用柔软的食物。

· 第二期手术通常在完成第一期手术的2～6个月后在门诊进行。牙医会为您实施局部麻醉，在牙龈上切口，露出种植体，并在种植体上安装基台（连接种植体与牙冠的组件）。

· 将牙龈重新缝合并在基台上安装临时修复体。有些情况下，为了美观还需要另外实施牙龈手术。如果您的牙齿全部缺失，牙医将会为您准备感觉舒适的保护垫或者将您之前已经戴习惯的假牙（重新用柔软材料内衬）覆盖在种植体的基台上，以便促进伤口愈合和减少不适感。

· 牙医可能会采集牙齿印模来了解新冠的位置。

· 牙医应该指导您怎样保持基台的清洁。

术后阶段

· 大约1个月之后，新牙冠就会安装到位。在某些情况下，新牙冠会附着在金属连接体上。另外可能的情况是，这些义齿与天然牙齿连在一起或独立存在。

· 手术之后的1年里，您需要接受几次检查，以便牙医确定种植牙是否具备正常功能。此后，您需要定期接受种植体维护和检查，包括定期进行术后X线检查。

烤瓷桥是如何与种植体连接的?

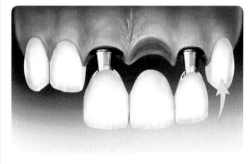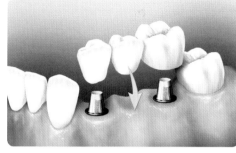

左图显示的是如何将3个单位的全瓷桥固定在前牙区(左)和后牙区(右)侧的两颗种植体上。更多关于固定桥的信息可以回顾前面章节的内容。

一天就可以拥有崭新牙齿

即刻负重是一种可以选择的种植方式。可以让牙医一次性实施植入和全冠修复这两个步骤。这样就省去了第二个手术阶段,大大加快了种植牙的进度。如果您需要先拔牙再种植,您可以与牙医或者种植专科医生讨论您是否适合即刻负重这种种植方式。

如果您的骨量不足怎么办?

对于之前有牙医告知因骨量不足而不能做种植牙的患者,现在有好消息了。通过X线或者锥形光束CT扫描评估了您的骨量和骨质后,如果医生认为您的骨量不足以植牙,他可能会推荐您进行植骨术。植骨是指采用少量的人造骨或经过处理的人体骨,或者来自您身体其他部位的骨组织(比如颌骨或股骨)来替代某些部位的骨量缺失。术后经过一段时间恢复后,您就有足够的骨量接受植牙了。

并非每位患者都适合种植牙修复

种植牙并非是每位患者修复牙齿缺失的良方。不适合或者不确定是否适合植牙的状况是:

1. 没有足量的健康的颌骨以便支撑植入的种植体,或者骨移植术后预后不良。
2. 有牙周疾病。
3. 影响身体愈合或者自我修复能力的异常身体状况,如糖尿病和恶性病变。
4. 手和手臂的功能处于异常状态。
5. 不能确保有效执行口腔卫生家庭保健或者专业维护。
6. 服用双膦酸盐类药物的骨质疏松症。
7. 有吸烟的嗜好。

通过正畸治疗重新排列牙齿在美学齿科中具有无可比拟的价值。如果您不想佩戴18个月或更长时间的矫治器，那就咨询您的牙医或者正畸专科医生是否有其他办法。有很多折中的方案或切实可行的替代方案是一直存在的。例如，传统的矫治器有金属和陶瓷两种材质的托槽。为了美观，大多数的成年人都会选择陶瓷或与牙齿颜色接近的矫治器。尽管这种传统的治疗手段通常是移动牙齿最有效的方法，但是仍然有以下几种可能的选择。

隐形矫正

隐形矫正是最受欢迎的牙齿矫正方法之一。这项技术的实施是通过佩戴一系列透明的牙套，每天坚持大约20小时，通常持续6～24个月。每个牙套都能够在一定程度上移动牙齿，佩戴2周以后更换新的牙套。替换的过程一直持续，直到最后一副牙套将牙齿移动到理想的位置上。这种矫正方法的好处就是没有人会知道您正在矫正牙齿。

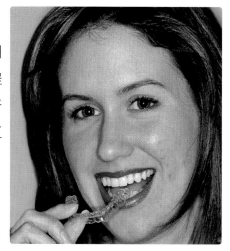

舌侧矫治器

另外一种移动牙齿的方式是使用舌侧矫治器，这是一种固定在牙齿内侧的矫治装置，除非您张大嘴并向后仰或向下倾斜，没有人能发现它的存在。然而，使用舌侧矫治器也是有局限性的。这种治疗比别的方式花费更高、所需时间也更长，而且戴着这种矫治器可能会影响说话或者刺激舌头。尽管如此，许多不愿意采用其他方法矫正牙齿的成年人仍然选择使用这种"隐蔽"的矫治器改善了笑容。

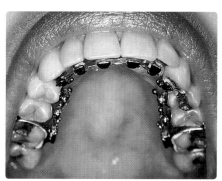

弹簧矫治器

弹簧矫治器是一种可摘戴的保持器，对于想要轻微移动下颌前牙区牙齿而又不想戴牙套的人来说是很好的选择。这种矫治器每天至少佩戴12小时。如果每天戴的时间足够长的话，4个月内就可以达到您想要的效果。弹簧矫治器比隐形矫治或者是舌侧矫治器要便宜很多，但是可以矫治的范围很局限。

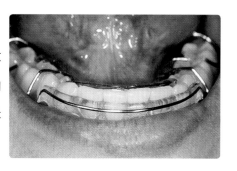

重塑笑容

问题

高中时期对于个人形象的塑造以及个人护理习惯的培养至关重要。牙齿不美观或者牙齿缺失会引发外界的嘲笑，产生尴尬，还可能对自尊心造成不易觉察的严重伤害。除了导致疼痛之外，儿童口腔疾病还可能导致终生的健康风险、信心缺乏、拒绝社交，影响孩子在青少年时期的学校表现，甚至对成功人生的追求造成干扰。

解决办法

动人的微笑有助于重建自尊，提升青少年与同龄人、老师以及未来雇主自如沟通的能力。这将引导外界产生积极的反馈，从而增强个人的自信心和获得更多机会，让人生更加成功。此外，这将使孩子们认识到口腔护理和身心健康的重要性，让他们学会可以坚持一生的好习惯。

为了明天的微笑

Ronald Goldstein医生协助创建了"明日的微笑"公益组织并担任目前主席，这是美国儿童口腔健康基金会（NCOHF）的一个特殊项目，在贫困的高中学生中倡导口腔健康以及身心健康。"明日的微笑"公益组织通过美国儿童口腔健康基金会（NCOHF）下属的非营利性社区牙科设施网络以及私人牙医志愿者帮助贫困的高中学生重塑微笑，改变他们的生活。

加入我们！

加入我们，一起让贫困的年轻人知道拥有健康迷人的笑容是一件多么开心的事情。您可以登录www.tomorrowssmiles.org进行捐赠或申请成为志愿者——任何贡献都将100%直接投入这个青少年公益组织的各个项目！

改变人生

"明日的微笑"公益组织让贫困的青少年有更好的机会获得快乐、成功和富有成就的生活。

亲爱的Goldstein医生：

我的名字叫Brittany，今年14岁。我微笑的时候有很严重的问题。由于我天生就缺失牙齿，而且实际上是缺了12颗，所以我很需要您的帮助。我现在的前牙原本是前牙两侧的牙齿，这些牙齿通过正畸移动并靠近在一起，从而使我可以正常发音。

我并不是您所见过的那些貌美之人。我所面临的问题是有人给我起外号并打击我的自信心，对此我只能回到家中，坐在床边哭泣。

我了解自己内心并非外在的形象那么丑陋。那些嘲笑我的人问我为什么之前没有采取行动解决这个问题，而我只能说这正是我一直在尝试的。

我期望的仅仅是人们能够在我微笑的时候对我也回报以微笑，而不是指指点点、盯着我看。我所期待的仅仅是两颗前牙。

Brittany

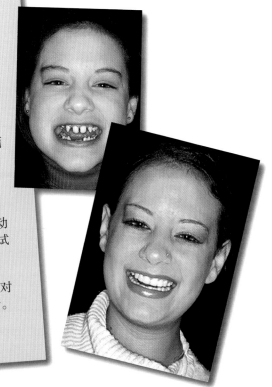

更多细节请登录www.tomorrowssmiles.org查看或者直接将可免税捐赠寄送到NCOHF——"明日的微笑"公益组织。

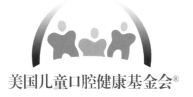

美国儿童口腔健康基金会®

参考文献

没有一本书的内容和观点是独立的，能够产生影响和引发思考的相关著作有不同的表现形式。如果您想了解更多信息，以下所列是本书主要的参考文献，敬请阅读。

[1] Bates B, Cleese J. The Human Face. New York: Dorling Kindersley, 2001.

[2] Berns JM. Why Replace a Missing Back Tooth? Chicago: Quintessence, 1994.

[3] Berscheid E, Walster E, Bohrnstedt G. The happy American body: A survey report. Psych Today 1973;7:119.

[4] Caccamo R. The Right Hairstyle for Your Face Shape. TheHairStyler.com website. http://www.thehairstyler.com/the_right_hairstyle_for_your_face_shape.asp. Accessed February 20, 2009.

[5] Christensen GJ. A Consumer's Guide to Dentistry. St Louis: Mosby, 1994.

[6] Denholtz M, Denholtz E. The Dental Facelift. New York: Van Nostrand Reinhold, 1981.

[7] Garfield S. Teeth, Teeth, Teeth. Beverly Hills, CA: Valient Books, 1969.

[8] Goldstein C, Goldstein RE, Garber D. Imaging in Esthetic Dentistry. Chicago: Quintessence, 1998.

[9] Goldstein RE. Esthetics in Dentistry, ed 2. Ontario: BC Decker, 1998.

[10] Goldstein RE, Garber DA. Complete Dental Bleaching. Chicago: Quintessence, 1995.

[11] Greenwall L. Bleaching Techniques in Restorative Dentistry. London: Martin Dunitz, 2001.

[12] Haywood V. Tooth Whitening: Indications and Outcomes of Nightguard Vital Bleaching. Chicago: Quintessence, 2007.

[13] Jablonski S. Illustrated Dictionary of Dentistry. Philadelphia: Saunders, 1982.

[14] Kwon S, Ko S, Greenwall LH. Tooth Whitening in Esthetic Dentistry. London: Quintessence, 2009.

[15] Liggett J. The Human Face. New York: Stein & Day, 1974.

[16] Mechanic E. Esthetic Dentistry: A Patient's Guide. Montreal: EC Dental Solutions, 2005.

[17] Moss SJ. Growing up Cavity Free: A Patient's Guide to Prevention. Chicago: Quintessence, 1993.

[18] Nahai F. The Art of Aesthetic Surgery. Principles & Techniques. St. Louis: Quality Medical, 2005.

[19] New Beauty Magazine [various issues]. 2009;5.

[20] Patzer G. Looks: Why They Matter More Than You Ever Imagined. New York: Amacom, 2008.

[21] Shelby DS. Anterior Restoration, Fixed Bridgework, and Esthetics. Springfield, IL: Charles C. Thomas, 1976.

[22] Smigel I. Dental Health, Dental Beauty. New York: M Evans, 1979.

[23] Taylor TD, Laney WR. Dental Implants: Are They for Me? Chicago: Quintessence, 1993.